The new science of how we walk and why it's good for us

# In Praise of Walking
## Shane O'Mara

# 我们为什么要行走

[爱尔兰] 沙恩·奥马拉 著　陈晓宇 译

中国友谊出版公司

# 目 录

序　言 / 1
第一章　为什么说行走对我们有益 / 1
第二章　走出非洲 / 21
第三章　如何行走：行走的机制 / 41
第四章　如何行走：去哪儿 / 59
第五章　城市行走 / 77
第六章　治疗身体和大脑 / 97
第七章　创造性行走 / 115
第八章　社会行走 / 131

后　记 / 143
致　谢 / 145
注　释 / 149

# 序　言

是什么造就了人类？又是什么特质区分了人类与其他生物？语言，往往是最先想到的答案。确实，那是人类独有的能力。[1]其他物种的个体之间也彼此交流，而且常常准确、详尽，例如它们能够通过呼号传递食物和危险的信息。但是，没有一个物种的交流像人类的语言那样能承载无穷的意义、内容和文化。

有人回答，人类会使用精巧的工具，并且教授其他同类此项技能，所用的工具还会逐渐改进。其他物种也会用工具，只是工具不像人类的那样种类丰富、有创造性。另一个经常出现的答案是人类烹饪食物。的确，其他物种都不会烹饪。只有经过烹煮，食物中的一些养分才能被人体吸收。但是这个答案又引出一个问题：我们如何采集和运输烹饪所用的食物呢？还有一点常被提及，即人类对于儿童和青少年的巨大投入，对后代漫长的抚养和照顾——这样的奉献，其他物种不可能做到。

不过，别忘了还有一个答案——可以说是人类最重要的一种适应（有利生存的生物结构和功能上的改变），而且常被大众忽略。它和前文提到的所有答案一样，都是人类的适应，这样的例子还有很多。这个答案就是我们行走的能力，确切地说，是两条腿直立行走的能力。由于产生了这种被称作"直立行走"（bipedalism）的适应行为，我们的双手从爬行中被解放出来，能够去做更多别的事情。[2]而其他生活在陆地上的动物，几乎都是四足爬行的。行走看上去简单，其实是一项了不起的技能，不久前机器人还没学会像人类和其他动物一样流畅地移动。[3]

因为行走，我们的思维也开始活跃起来，这一点其他动物望尘莫及。如今几乎被人遗忘的神经科学家、现象学家埃尔温·施特劳斯（Erwin Straus）早在1952年就敏锐地察觉到行走与人类的特质和经历之间密不可分的关系。他说："直立的姿态是人类自我保护的必要手段。我们挺立身姿，如此与世界产生连接，并在其中感受自我。"[4]直立的姿态改变了我们同世界的关系，包括后面会提到的我们的社会世界。

人类的近亲黑猩猩，采用直立行走的过渡形式——手脚并用地行走。这种被称为"指关节着地走"（knuckle-walking）的适应行为，并非高效的移动方式。[5]一些鸟类也用双腿在地面前行，但此时它们的脊椎不是直立的。[6]鸟类在行走过程中，脊椎不与地面垂直，头部也不能自由移动。对人类来说，双足直立行走带来了全身的剧变和适应。

那么，双足直立行走究竟带来什么让人类与众不同的改变呢？从演化观点来看，它让人类走出非洲，走向世界——踏上遥远的阿拉斯加冰川和澳大利亚炙热的沙漠。这种独一无二的能力改写了人类历史。

直立行走还让人类拥有其他方面的生理优势。我们的双手被解放，能够搬运食物和武器。双脚负责移动，脊椎和髋部保持身体稳定，这样我们就能投掷石块和梭镖，蹑手蹑脚地靠近敌人，用原始的石斧发起攻击，然后搜集战利品，安静地消失在夜色中。我们还能带着幼儿长途跋涉，只需一步一个脚印地前进。我们的思想也跟随直立行走的脚步，触碰到地球的遥远角落。

行走不仅促进了人类的演化，同时丰富了我们的思想，增强了我们的体质，改善了我们的社群。行走是全能的，人的一切都因此受益。行走充分调动我们的大脑，打开我们的各种感官，使我们了解世界的各种形态、声音和感觉。大家一起走，可以说是最棒的一种行走方式。群体行走——同心协力且目标明确的行进——真的能让社会发生变化。行走太重要了，不管对个人还是集体都是如此，这一点在我们的生活规划和社会构建中有所体现。行走让人性更加突显，公共决策时要充分考虑这背后的原因，并将其纳入城乡规划中。我期待有一天，全球的医生将行走作为主要治疗手段，来提升个人的健康与幸福。实际上，设得兰群岛的家庭医生已经给病人开出沙滩散步的处方，用于预防各种生理和心理疾病。[7]

整本书都在讲述人类行走的方方面面。我们将回到时间深处探寻行走的起源，研究大脑和身体如何施展行走的魔力，了解行走如何解放我们的思想，最后展示行走的社会功能——不管是一场高尔夫四人四球赛、一次乡间漫步，还是一场试图改变社会的游行。在此过程中，我为大家总结值得借鉴的经验，将行走对个人和社会的益处逐一呈现。这些经验易于应用，而且适用于生活的各个方面。

本书还会向大家展示人类因为行走变成社会性动物的过程：行走解放我们的双手以使用工具，通过各种姿势传情达意。因为行走，我们可以握住爱人的手，传递只属于彼此的浪漫；因为行走，我们能够相互依靠。独裁者上台后会首先下令禁止集会游行，因为游行示威是公民政治自由的标志。行走有利身心，造福社会。

但是，反之亦然。现代人缺乏运动，不管是因为有限的居住环境、糟糕的办公场所，还是生性懒散、不爱运动，人们都会为此付出代价。我想通过本书让大家意识到要重新开始行走的紧迫性。我们的大脑和身体都会因此变得更好；我们的情绪、想法和创造力，以及我们同社会、城市和自然的关系，都将获得改善。行走是我们需要的良药，简单易行，并且适合每个人。

新兴的科学让我们清楚地意识到：定期行走带给个人和社会的益处，影响深远。本书中既有行走的科学知识，也有惬意的散步带来的纯粹快乐。我想强调的是，一个行为上的改变看似简单，却是身心健康的关键。这是一项几乎所有人都能参与的活动，而且对我们来说自然而然。我们的大脑和身体构造已经适应日常生活中的运动，不管身处自然或人工环境，都是如此。除了让身体更健康，规律的运动会以某种方式改变我们的思想、感情，提升创造力。

是时候起身，走向更好的生活了——用我们人类独有的方式，去看看世界原本的样子吧。

第一章

# 为什么说行走对我们有益

我们总是拿自己冒险,忽视行走带来的各种好处,忘记它能增进健康、振奋精神,还能整理思绪。我们把自己放在完全人工的环境中,长时间坐着,眼睛盯着屏幕,离屏幕不过半米远。一旦起身站立,四处走动,我们的姿势就发生了变化。躯干和脊椎成为一个竖直的轴,连接头部、背部,再通过腿和脚立于地面。坐着的时候情况完全不同:躯干的重量会压向下背部,尤其是我们的尾骨——尾巴残存的那段骨头。[1] 我们仅靠尾骨固定从脊椎到大腿的大量肌肉和韧带,尤其是大腿的臀肌,它对行走至关重要。难怪下背部疼痛成了发达社会的常见病。

治疗方法不过是经常起身走动,如此简单却鲜有人了解或实施。我们现代人可真蠢!长时间不动,还会导致肌肉变化:脂肪在腿部肌肉中堆积;当我们变老时,还会在一定程度上因为缺少运动流失肌肉（肌肉减少症，sarcopenia）。不仅肌肉会发生变化，我们的血压、新陈代谢率（身体消耗能量的速率）也会改变。一旦我们起身站立，大脑和身体的状态就将焕然一新：我们的"认知可以移动"，思想在动，头在旋转，眼睛四下张望。我们的大脑跟随身体而动，原先沉寂的脑电波变得积极活跃。我们更加警觉，呼吸加快，大脑和身体随时准备行动。正如法国哲学家卢梭所说："我只有在行走的时候才能思考。停下脚步，就停止了思考，我的思维只会跟随我的双腿活动。"[2]

分享一段我自己的行走记忆。我曾到贝尔法斯特参加学生会议，那是20世纪80年代，压抑的日子似乎一眼望不到头。我沿着马龙路一直走，经过女王大学到市中心。其间穿过无数的路障，荷枪实弹的年轻士兵在城里巡逻，搜查行人购物袋中是否藏有炸弹和武器，不时用英式口音紧张地交谈。当时的气氛相当紧张，除了保皇派（Loyalist）政客伊恩·佩斯利（Ian Paisley）领导的反对英爱协定（Anglo-Irish Agreement）的运动，还有频发的爆炸和谋杀等暴行。不过，这座城市还活着，杀死一座城市很难。

回到这第一次在贝尔法斯特的漫步，我记得经过被炸得千疮百孔的欧罗巴酒店，接着向东走到植物园大道，然后绕一大圈回到了酒店后面的街区。为什么选这条线路？因为我愿意这样，这才叫漫步。那是一个周六的中午，天阴沉沉的，空气中有雨的味道。正逛着，我突然发现已经走到桑迪街，那是保皇派在贝尔法斯特的大本营。建筑外墙上恢宏的壁画，在我这个安静、平和的南方人看来有些恐怖。我赶紧加快脚步，一直走到利斯本路路口，并最终回到学生会议所在的马龙路。在贝尔法斯特这个城市，漫步就是走进活的历史，就像老话说的，"过去从未结束"。

这段个人旅程包含了步行背后的各种故事元素：大脑穿越到过去回忆细节，脑中重现那段步行，在陌生的城市中辨别方向并找到路线，一想到路障和壁画就寒毛卓竖。我们现在知道，大脑与这些功能相关的系统一直在互相交流与合作。关键是大脑系统并不完美。我的记忆会说谎，它还把路线简化，忽略重要的细节。我印象中植物园大道在欧罗巴酒店正对面，实际地图上不是这样。植物园大道与欧罗巴酒店所在的大维多利亚街成一个锐角。更奇怪的是，我的大脑删除了大部分关于桑迪街和欧罗巴酒店的相对位置的记忆，只是隐约记得桑迪街在酒店正后方，但实际位置更偏南。我仅仅记得大概的方位、地点和事物，并没有像录像机一样忠实记录多年前的那条路线。

这一点刚好揭示了我们的情景记忆和事件记忆的本质：它们有瑕疵，类似概要，挑选意义片段，关注某些重点而忽视其他。[3] 外界环境包含许多信息，移动的思维只能撷取其中一部分，我们需要了解的也只是一部分。我们如何移动，看到什么，同谁交谈，移动过程中有何感觉，这才是经历的核心。它们或许进入我们的回忆，变成大脑的记忆片段。我们的大脑不是抽象地穿越时空的，我们能感受到脚下的土地、落到脸上的雨滴。我们窥探未知世界，只有这样，我们才能拓展经验，感受世界的复杂。在上述过程中，我们悄悄地编织关于所到之地的记忆，为我们体验的世界绘制地图。

我们可以证明起身走动能改变大脑。最直接的例子就是斯特鲁普实验,由美国心理学家约翰·里德利·斯特鲁普(John Ridley Stroop)[4]设计,用于测试人的"认知控制"。换句话说,就是测试人能否轻松地指挥和控制自己的注意力与思考。斯特鲁普实验其实是一个分辨色彩与文字的干扰测试。参与者将看到几组表示色彩的文字(红、绿、蓝、黑等),文字的颜色有的和文字的含义一致(比如"红"字是红色的),有的不一致(比如"红"字是绿色的)。参与者需要快速说出文字的颜色。一般情况下,文字的颜色和文字含义一致时,参与者的反应更快,准确率更高;相反,文字的颜色和文字含义不一致时,他们需要更长的反应时间。

通常,在进行双重任务的情况下参与者的表现会变差。比如,一个参与者可能要在说出颜色的同时通过耳机听句子,在听到某个单词或短语的时候按下按键。斯特鲁普效应非常可靠且容易观察。对此效应的常见解释是人有选择地把注意力放在视觉刺激的某些方面,同时有意识地抑制对视觉刺激其他(自发的、吸引注意力的、有优势的)方面的关注,然后选择和做出恰当的反应。

如果在这个实验中加入运动会怎么样呢?特拉维夫大学的实验心理学家大卫·罗森鲍姆(David Rosenbaum)和他的同事一起探索站姿是否影响斯特鲁普效应。[5]经过同一系列三个实验,他们发现,站立的时候,参与者对不一致刺激的斯特鲁普效应——此时反应应该较慢——实际上快于坐着的时候。好像仅仅是站立的动作就会让认知和神经功能活跃起来,而坐着的时候它们都保持相对静止。不仅如此,最近的研究表明,步行能够增加大脑的血流,如此确实能够抵消久坐的影响。[6] 打破长时间不动的状态,即便只是定时站起,就能改变大脑的状态,激发更多的神经认知能力,不仅唤醒了身体,还唤醒了大脑。

除了改善认知控制,步行显然还有诸多好处,比如众人皆知有益于心脏。步行还利于身体其他功能:它能保护和修复我们承受压力的器官;改善消化道,帮助食物顺利通过肠道[7];定期步行还能延缓大脑衰老,甚至扭转衰老的趋势。最近的某项研究让老年人参与步行分组实验,进行每周三次中等强度的团体步行。[8] 在长达一年的实验过程中,定期步行组成员负责学习和记忆的大脑区域的老化过程逆转两年左右。同时,研究人员还发现这些大脑区域的体积有所增加,这真了不起,表明定期步行能增强大脑结构的可塑性,就像运动能增强肌肉力量一样。

解读衰老和步行关系的研究文献,你会发现它们其实都在重复一个简单的道理:只有停止行走,你才开始变老;不能因为变老,就停止行走。经常定期步行,尤其维持较快的步速和适当的节奏,能阻止衰老带来的许多负面影响。行走还能激发创造力,振奋精神,让思考更敏锐。学习之后做一些有氧运动,能够帮助记忆之前所学的内容。稳定、规律的有氧运动能促进海马体的细胞分裂,从而增强学习和记忆能力。定期锻炼也能刺激大脑释放一种增强神经可塑性的重要分子(称为脑源性神经营养因子,简称BDNF)。[9] "运动就是良药"这句话很有道理，没有一种药物有行走这么多好处。不仅如此，药物都有副作用，运动却没有。

一次我漫步在优美的格兰达洛（Glendalough）山谷，感到一群脚步奔腾的震动。我停下来，四五只红马鹿进入我的视野，然后奔跑着穿过山谷。当时正值深秋，是马鹿的繁殖季，我能听到雄鹿的嘶鸣和呼唤。这是行走另外的好处，能亲身看到、听到、感觉到世间万物，而不是隔着挡风玻璃高速驶过。行走就这样让人直面自我，而不是与之分离。我当然也开车，而且一直搭乘火车上班。但是，行走这种出行方式对我来说有特殊意义。它能让我走出烦恼，深入思考问题。自然的运动带给大脑与身体的体验和需求，是其他交通方式没法达到的。汽车、自行车和火车，都以不同方式把你与环境分开。在行进过程中，你被机械驱动，有时被挡在玻璃后面，速度很快，担心撞车，还想找到广播里的那首新歌。这让人特别被动，你坐着，但是在高速移动。行走不会如此：两只脚必须交替向前，靠自身提供动力。你寻找自己的方向，近距离感受世界，速度由你掌控，一切按照你想要的方式进行。

但是，我们如何知道行走带给我们的大脑、身体和生活的各种好处呢？有证据吗？当然，这本书里有广泛的证据，展示行走对于生活的全方位提升，从身体健康到心理健康，再到社会生活，甚至更广泛的领域。

有一个显而易见的道理：我们行走的时候，大脑也在运动。接下来我们将看到，实际上人类演化成移动的物种——我们四处走动，不断迁移，搜寻世界的新信息。换句话说，我们的大脑不是被禁锢在头骨中的器官，而是移动的思想——我们的"认知可以移动"。研究人类如何思考、推理、记忆、阅读和书写的过程就是认知研究。一般来说，科学的认知研究会在实验室进行，通过精心设计的对照实验和一系列认知能力测量方法获得结果。

几乎任何一种稳定持续的运动都能够被测量。运动的形式和部位多种多样，比如人眼的运动模式。捕捉眼睛看向屏幕的位置和停留时间，监测瞳孔放大和缩小的快速变化，分析脑电波的变化，测量反应时间长短，记录参与者在实验椅上坐立不安的状态。在最新的实验中，参与者可以躺在大脑扫描仪器上完成一些复杂的任务；扫描仪器用各种先进手段监测大脑，定位这些任务激活的大脑区域。

目前主要有两种脑成像技术。一种是最常用的磁共振成像（简称 MRI），主要有功能性磁共振成像（简称 fMRI）和结构性磁共振成像（简称 sMRI）两类。这种手段从医学角度来说非常安全，不侵入身体就能（大体上）看到大脑工作的过程，细节精确到毫米。另一种是正电子发射体层成像（简称 PET），它将放射性标记物注入血液，监测大脑不同区域在执行不同任务时对这些物质的摄入。与 MRI 相比，PET 在定位方面有一定的限制，而且会让人心生抵触，尤其是恐惧针头的人。它专用于治疗脑部疾病和其他精神障碍的新药开发。而 MRI 是无创的，能提供更精准的结构和功能定位。这两项技术能让我们从前所未有的视角观察大脑，尤其是人类的脑部活动。[10]

想象你参加一项 fMRI 实验，你仰面躺在扫描床上，被慢慢送进机器中心的扫描舱。首先进行结构性成像，绘制大脑多个截面的图像，检查是否有病变或其他问题。如果检查没有问题，接下来你会收到指令，完成 fMRI 的目标任务。你要盯着屏幕上一个小小的十字符号（这一步被称为"注视"，eye fixation），接着开始执行任务。如果是与行走相关的实验，那么你要完成空间巡航任务，用手中的操纵杆走出复杂的立体迷宫。基于对大鼠和人的实验，我们可以断定，此时海马体高度活跃，同时与运动相关的大脑区域也被激活。那我们如何展示海马体与这个特定任务有关，而不是任务的其他方面呢？这就必须引入对照组。实验通常会用减法逻辑，即从目标任务中减去与任务无关的活动。实验人员可能会要求参与者根据语言指令移动操纵杆，但是不会在探索迷宫的过程中发出指令，这样参与者才会专注于视觉-运动行为。

这种基于实验室的实验方法卓有成效，我们得以测试和拓宽人类认知的标准模式。但是，它也有局限性，其中最突出的是，当在"野外"时，我们很难测量大脑在移动过程中的活动。斯特灵大学的实验心理学家西蒙·拉杜斯（Simon Ladouce）和他的同事认为，我们对认知的理解落后于预期，因为心理学家和神经科学家至今尚未全力研究移动中的思想和大脑[11]（在我看来，确实如此）。这里说句公道话，这是因为把实验室搬到野外太困难。我们确实能够研究移动中的大脑，但是并不容易。从现实角度来看，在野外研究认知，要选取最精华的实验操作，同时让实验室的设备动起来，这样才能测量人在行走过程中的思考、表达和行动。

最新的移动通信技术已为我们熟知，可以被改造并用于捕捉人在外出时的行为。多数人现在都有手机，手机里通常装有应用程序记录每天的步数、行走速度和其他生活数据。扩展这些技术和其他技术能帮助我们捕捉更多大脑在移动中的活动。手机已经开始在实验中发挥作用。每天不同时间给参与者发送信息，询问他们当下正在做的事情、他们的感受、接下来的计划等，这一过程被称为"经验抽样法"[12]。

虽然我们有研究行走如何改变大脑的间接手段，但具体解释和理解深层的机制没那么容易。把这些大脑细胞、环路、系统活动的改变与整体认知和行为联系起来，则更为困难。即使如此，我们也已经开启了行走影响大脑活动的探索。接下来，我们要理解行走如何改变大脑，为行动做好准备。

想象自己是一只猫，等待猎物出现；附近有一只老鼠，正在四处觅食。你悄悄地跟踪老鼠，视觉系统变得更敏锐，因为要悄悄地移动。此时你会更快地捕捉信息，准备把爪子伸向猎物。

再把自己想象成老鼠，你正在返回鼠穴的路上。天色昏暗，作为猫的你和作为老鼠的你，此时视觉都十分敏锐。每个你都能嗅到彼此的味道，但是气味信息模糊，不能为你提供一条可靠的路径追到猎物，或者逃脱追捕。除非老鼠的藏身之处绝对安全，不然只能安静小心地移动，依靠行走中视觉系统不断地适应和调整。与此同时，猫四处走动，转动头和眼睛，以获得更多机会抓住猎物——今晚垂涎已久的大餐。

于是我们看到一个有趣的"演化军备竞赛"。不管是作为猎物的老鼠，还是作为捕猎者的猫，大脑视觉区域的活动都在行走中得到强化和调整。[13] 行走让捕猎者更容易捉到猎物，但同时也让猎物更容易逃脱追捕。两组移动的认知系统在竞争，一个是猫的，另一个是老鼠的，两个都在不断调整以超过对手，同时都经由行走增强。这引出一个重要而普遍的结论：行走以微妙、重要、有力的方式极大地改变了大脑活动。

这个猫和老鼠、捕猎者和猎物的例子，让我们开始考虑移动的认知，思索大脑细胞、环路和系统活动与随之而来的行为发生的变化。行走时你的视觉感知会发生什么变化？行走是否影响观看？在边走边看的过程中，视觉移动的速度有多快？与坐着看相比呢？步行以各种积极的方式改变了大脑视觉中枢的活动，使人更快、更有效地对真实世界做出反应。

我们一起想想，运动如何影响认知。我们可以这样思考（确切地说，是简化版）：我们从外部世界（感觉神经）接收信息输入，以某种方式（神经中枢）处理信息，最终处理的结果通过某种方式（运动神经）输出影响行为。这些不同部分的活动都能在行走过程中进行监测。结果显示，行走极大地提升了大脑活动能力，听觉、视觉和反应速度都在主动的运动中得到改善。

当然，我们不只是闲逛，而且移动的身体确实为数据收集带来麻烦。下面我们就会看到，目前用移动的大鼠和小鼠做实验相对简单，观测移动中的人类，则需要更多创意。

阿尔卑斯徒步线路（Via Alphina 或 Alphine Way）途经八个国家（奥地利、法国、德国、意大利、列支敦士登、摩纳哥、斯洛文尼亚和瑞士），由五段长长的山间小道连接而成，长度加起来有 5000 千米。这些线路历史悠久，偶尔沿途的考古发现会揭开一些有趣和令人不安的历史片段。1991 年，考古学家在奥地利和意大利交界处发现了一具距今 5000 年的中年男性木乃伊。他被命名为奥兹冰人（Ötzi the Iceman）。[14]

可怜的奥兹，结局很悲惨。X 光扫描身体显示，他的左肩被一个燧石箭头深深刺入，头部遭到重击，手臂上还有防卫时留下的伤口。我们不清楚哪个是致命伤。不管是中箭还是头部的创伤，都不可能让他当即死亡，最终的死因可能是肩部伤口失血过多。即便在去世后，奥兹仍旧没能逃脱羞辱，他成了这条徒步线路上的名人，当地餐馆都会提供奥兹比萨和奥兹冰激凌等食物。[15]

奥兹与现代人有什么不同呢？古代人类过着迁徙的生活，不像 21 世纪的人类缺乏活动。那么，这种迁徙的生活方式对奥兹的身体有什么影响？

2011 年的一项实验让时光倒流，向我们展示了他的身体因为迁徙的生活呈现什么状态，发生什么变化。研究人员找来一位 62 岁相当活跃的男性，他的身体状况能够适应穿越阿尔卑斯山的行程。这位匿名的意大利男性用时 3 个月走完了 1300 千米的山路。[16] 出发前，实验室给他做了全身体检，测量所有重要的身体功能参数，如呼吸能力、肌肉力量、体脂率、血液成分等。然后给他佩戴一套移动"生理实验室"，由背包中的仪器和定期采集、测量血液成分的工具组成。研究者通过这组设备了解"现代奥兹"如何适应长时间的山地徒步。

实验得出的好消息是，任何人任何年龄都可以开始步行锻炼，甚至是长距离步行。尽管身体状况良好，这位"现代奥兹"也从未用这么长的时间走过这么长的路。然而各种数据显示他的身体很快就适应了这种运动强度，甚至能承受高海拔地区的轻微缺氧。（阿尔卑斯徒步线路的海拔在 0 到 3000 米之间起伏。一般人会在海拔 3000 米以上出现高原病，此高度的氧气浓度只有海平面的 71%。）

"现代奥兹"身体机能的各个方面都发生了令人惊喜的变化。他的体重指数（简称 BMI，代表肥胖水平）下降 10%，体脂则减少得更多，约占总体脂的 1/4，这些都发生在持续的行走锻炼之后。（想要减重吗？不用去健身房，走一段很长的路，走到大自然中，连续好几个星期，最终改变的不仅仅是体重。）

1300 千米的行程，这位"现代奥兹"一共用了 68 天，平均每天约 19 千米，不过每天具体路程有所不同：有时候一天只能走五六千米；另一些时候，一天最多能走 41 千米。这当然反映的是山路地形的不同。5 千米行走，可能海拔提升了 2000 米，那是了不起的成就；用七八小时走完 40 千米维护良好、平缓的下山路，则相对轻松。"现代奥兹"的行走长度，可以同其他人类的耐力行走媲美。我们有能力走过长距离的崎岖山路，用相对较短的时间每天持续稳步向前，这是人类最终走出非洲的关键——第三章我们会聊到这些。

"现代奥兹"获得的最特别的一项益处是，体内某些种类的脂肪（甘油三酯）大量持续减少。这些脂肪被认为是导致一些心血管疾病的根本原因。这段超长旅程最终让他体内的甘油三酯减少近75%，同时另一些种类的脂肪（高密度脂蛋白，橄榄油和鱼油都含有这类物质）的含量开始大量增加，这些脂肪能保护心脏。这下我们掌握了有力证据——这一深入的个案研究证明，一位中老年男性能够经由每日行走保护心脏，不仅让心脏更健康（事实确实如此），还能减少血液中引发心脏病的不利因素。我们由此得出结论，即便进入中老年，人的身体在大脑适当的激励下也会发生剧烈的正向变化，根本原因来自长时间的日常耐力行走。

但是，这些身体变化是不是个案？能不能反映人类普遍的生理过程？这位意大利参与者的身体炎症和其他疾病征兆，也都奇迹般地消失了。是不是因为他身体的一些特质或特殊基因让他更能适应这种超长行走呢？

针对偏远地区与世隔绝的人群的测试，可以打消上述疑虑。一项对玻利维亚亚马孙丛林狩猎采集部落的研究显示，他们的情况和"现代奥兹"类似（更确切地说，是"现代奥兹"和这些古老的部落成员一致）。新墨西哥大学的演化人类学家希拉德·卡普兰（Hillard Kaplan）和他的同事一起完成了这项对亚马孙丛林 705 名提斯曼人（Tsimane）的研究。[17] 他们的生活仍旧处于狩猎采集阶段，主要食物是鱼类、野味和高纤维碳水化合物。他们的饮食中低密度脂蛋白的含量很低，基本不抽烟（不过他们备受寄生虫的困扰）。这些提斯曼人日常生活非常活跃，耕作、狩猎、准备食物、打理家务，还要照料孩子。行走是他们唯一的交通方式，没有轮式工具，也没有坐骑。

结果令人吃惊，卡普兰和他的同事们发现，几乎所有被监测的提斯曼人的心脏健康指标数据，比最健康的西方国家的状况还要好。冠状动脉钙化（简称 CAC）积分，反映动脉血管中钙化斑块（脂肪等物质和代谢物的沉积）大小，这些斑块会固化甚至阻碍血液流通，引发心脏病和中风。提斯曼人的 CAC 积分不到西方人的 1/5，其中 65% 的人积分甚至为 0。也就是说，一位 80 岁的斯提曼老人的血管状况相当于一位 50 多岁的美国人。

尽管这项研究没有使用腕动计（直接测量身体运动参数），搜集到的观察数据显示，提斯曼人每天花费数小时从事体力活动——时长是西方工业社会久坐少动人群的数倍。他们长途行走以采集食物、打猎、钓鱼、觅食，从事各种生存必需活动。我们完全可以得出合理结论，高强度活动（主要是行走）同饮食改变共同作用，能有效保护心脏免受疾病侵害。此外，导致疾病的因素是可逆的，与身体活动强度呈负相关。"现代奥兹"的研究显示，这些不利因素能够通过行走很快消除，久坐少动的生活则会加速它们恶化。

遗憾的是，当年没有记录"现代奥兹"的心理状况。我敢说他会呈现两种截然不同的状态。他的即时情绪会反映行走中的各种挑战：太潮湿、太热、太冷，还有饥渴，他因迁徙生活的各种不便（在哪儿睡？在哪儿吃？在哪儿上厕所？）而沮丧。但是，长期的幸福感和思维清晰度或意识的清醒程度一定有巨大的提升，甚至效果持久。[18]

我们的意大利实验对象装备了一个移动实验室来测量他的身体机能，而现代技术为我们提供了一种更方便的研究大规模人群移动性和活动强度的手段，那就是之前提到的手机。手机应用程序能够被动地记录我们的步数和路线，同时还可以录入我们的年龄、体重，监测心率甚至血氧水平等参数。手机还能测量相对活动强度，这是10年前无法做到的。

我一直用手机记录每天的步数。我给自己定了一个每天都要达到的步数目标，不过我通常试图超越这个目标。为什么用智能手机？原因很简单，因为智能手机或计步器能稳定可靠地记录行走的步数。你很难回忆起今天或前一天走了多少步，同样也无从得知每小时和每天的步行速度，除非有计步器。获得这些数据能让你按照实际的步数校正自己以为的步数，这近乎完美。而自我报告的步数会出现各种失误和问题。[19]我们或许可以相对准确地表达自己当下的感受，但是回忆三天前的感觉是另外一回事。稳定持续地记录行走数据，能让你更细致地了解自己每天走了多少步，以及在一天的哪个时段行走。这时候,智能手机就成了你口袋里的私人实验室。

智能手机已经渗透到各个社会的各个阶层,不管在发达国家还是发展中国家,智能手机的数量都在飞速增长。就是这种近乎全面的渗透,让我们能够准确记录个人和国家层面的步行数据,而且数据的时间跨度很大。看看现在能够获得的数据库的规模就知道了。斯坦福大学的计算机科学家蒂姆·奥尔索夫(Tim Althoff)和同事一起建立的数据库记录了 6800 万条日行走数据,来自 111 个国家的 717 527 位参与者,年龄在十几岁到七十几岁之间。[20] 这就是"大数据"——海量数据,来自成千上万人的无数条信息。

核对和整理之后,研究者最终得到 6600 万条日行走数据,来自 46 个国家的 693 806 位参与者。他们同时记录参与者的年龄、BMI 和性别,在此基础上建立国家层面的人类行走模式。此外他们还能使用来自美国的另一个数据库,后者分析了多种参数,得出全美 69 座城市的可步行性。这一点同样重要,你将会在第五章看到,其中一些城市拥有同样的地理区位、经济发展程度和人口组成,但行走活跃度却差别巨大,关键就在于城市的可步行性。国家内部及不同国家之间,每个人行走的步数也大不相同。以 BMI 衡量,肥胖的最佳预测指标不是某国个人的绝对步数,而是该国男女的步数差异。

这项研究揭示了很多有趣的细节。比如男性普遍比女性走得更多,从十几岁到七十几岁都是如此。另外,女性的平均 BMI 比男性低。不过 BMI 一般会随着活动强度的降低而升高。经过分析,平均每人每天走 4961 步(不过,步数差距非常大,最多的一天超过 1.4 万步，最少的一天才几百步）。不同国家的情况也不尽相同。日本人每天的平均步数是 5846，沙特阿拉伯人是 3103 步。两性之间的步数差别很大，每个国家都是如此，而这一差别在很大程度上导致 BMI 的明显差异。

那么手机对我有什么好处呢？我手机里的步行应用程序会激励我行动，这一点毫无疑问。计步器会让我有负罪感。我通常要求自己每天至少走 9500 步，以手机计数为准，但是我希望自己每天至少走 1.2 万步；如果超过 1.4 万步，我会非常开心。目前，我要保证每个月的每一天都走到 9500 步，每个月有 18 天达到 1.2 万步，有 10 天能走 1.45 万步。我不可能清楚记得每天的步数，除非有手机的计步器。自我报告的数据完全不可靠，不过不用怕，这些无聊的工作交给智能手机就好。

我如何确定自己的步数目标呢？我可以通过手机应用程序比较自己和这款程序其他用户的表现。因为知晓运动对健康的重要性，我认为就我个人而言，确保行走数据排在这款程序用户的前 20% 是合理的要求。这个目标真的合理吗？假如没有奥尔索夫团队获取的不同人群的行走数据，我可能会囿于这款程序的数据形成偏见。不过，他们的研究结果恰好说明我的步数目标（至少相对而言）是合理的。

除健康之外，从行走中获益的还有我们的大脑、身体和行为，这将是本书后面详细讨论的内容。我还会谈到许多诗人和作家，他们歌颂行走的种种美妙：调动情绪，激发创造力与思考。作家尤其如此，他们深刻体会到行走的本质、内在优点与回报。我经常引用诗人 T. S. 艾略特的诗句。我觉得他的诗有一种独特的韵律，大声朗读的时候感触更深。他伟大的现代主义诗歌《J. 阿尔弗瑞德·普鲁弗洛克的爱情之歌》(*The Love Song of J. Alfred Prufrock*，1915)，描写了一场行走以及其间经历的各种情绪。这首诗恰好契合一场城市漫步的节奏，随着夜幕降临暧昧地展开。诗的开头就像是一封邀请信，带你走入一座城市：

> 那么我们就走吧，你和我
>
> 夜晚正在天幕上展开
>
> 仿佛病人麻醉在手术台
>
> 我们走吧，走过几条冷冷清清的街巷
>
> 走过低沉嘈杂的休憩地方
>
> 过夜的廉价旅店里浮躁的夜晚
>
> 也走过铺着锯末扔着牡蛎壳的餐馆

艾略特就这样向一位没有出声也没有现身的人物发出邀请，和他一起在浓重的夜色中，通过行走探索这座城市的另一面。漫步之旅决定了整首诗的韵律，不是骑车，也不是乘坐出租车或搭火车，艾略特邀请这位隐形的朋友和他一起行走。

行走能带来各种体验，别的交通方式无法实现，不管那些方式多吸引人。在行走的途中，有风景，有对话，还有其他人的声音,"在黄昏时穿过狭窄的街道",看到孤独依在窗边抽烟斗的人。艾略特在步行过程中与自己对话。在这里,内外的界限变得模糊,而艾略特也是普鲁弗洛克,漫无目的地行走。这首诗之所以被人反复吟诵,是因为它尽管晦涩,却歌颂了在城市与社会中的行走和漫游,用走路的节奏带人穿越想象的夜晚。

如艾略特所说,"我们就走吧",继续探索行走的奇妙,一点也不落下:行走的科学,历史,骨骼、肌肉和神经的精妙合作,蹒跚、漫步、闲逛、徘徊、游荡、大步、迈步。这段旅程会带我们离开古老的非洲,进入运动的机制,探索大脑最深处的角落,看它如何描绘地球的山水,用整齐、明确的步伐去改变世界。

## 第二章

## 走出非洲

开启我们行走故事的,是一种简单的海洋生物——海鞘。海鞘的一生中会经历一件怪事。[1] 它们生长在海边岩池里,幼体时期长得像一头小型水栖有脊椎独眼兽:一个基本的单眼结构连接一个简单的大脑,然后再与一条简单的脊索相连。因为这条脊索,它和人类、猫科动物、鱼类、鸟类等一同被纳入脊索动物门。在幼体时期,或者说早期发育不成熟的阶段,海鞘在水中来去自如,可以游泳、捕猎和保持稳态(homeostasis,生物维持生存而使体内环境保持相对稳定的能力,类似恒温器保持室内温度恒定)。海鞘幼体饥饿时,会进行捕猎,使机体回到营养稳态。

海鞘还能在游泳的时候保持平衡。为了免遭捕食者伤害,它把自己最脆弱的下腹放在下部,这也就意味着海鞘能够区分上下方位。海鞘幼体体内有平衡器官——一个中空的细胞囊,里面布满发丝一样的纤毛,通过神经与大脑连接。在囊内部,有一块大理石一样的矿化结晶,叫作平衡石。平衡石会因重力滚落到囊的底部,就像一颗石头落到一个内外翻转的网球里。此时海鞘幼体直立,肚子位于下部安全的位置。如果平衡石滚动,偏离了平衡位,会碰到囊内的纤毛,后者通知大脑身体发生歪斜,海鞘幼体随即调整,回到安全的直立状态。

海鞘幼体继续生长,会把自己固定在附近的岩石上,进入固着期。此时它会吃掉自己的大脑、脊索和眼睛,因为不再需要这些器官,所以它把这些细胞全部消化吸收,饱餐一顿。海鞘变成了一个带有生殖器的消化腔[2],一个植物一样的捕食者,抓取任何触碰叶片的食物颗粒。既然不再移动,也就不需要"大脑"。

海葵也有类似的生长经历,不过更简单:自由移动的幼体附着在岩石上,吸收体内的神经簇,后者可以看作分散在体内的大脑。[3]某些种类的水母,则正好相反:未成熟的幼体固定在岩石上,触手浮在水中捕食。[4]发育成熟后,水母就能自由移动,并长出复杂的神经网,控制身体按照一定模式运动,捕食并消化猎物。

道理显而易见:大脑是为运动而演化出的产物。如果你一直固定在某处不动,食物自动送上门,还需要一个代价高昂的大脑吗?

树就不需要,固着生活的动物也不需要。但是,只要你在移动、潜行觅食、求偶或寻找栖身之所,就需要一个大脑。外部世界复杂,有许多问题等你解决,而且要快。你需要一个大脑控制行动，靠近食物、住所和配偶所在之处，远离会吃掉你的危险之物。大脑还必须学会识别安全、可使用的美味食物，能够控制身体做出捕获动作。

对游动的海鞘来说，运动让它得以占据一个特殊的生态位。当它变为固着状态时，就让出这个位置。海葵也是如此，停止活动，就让出活动的生态位。与之形成对比的是水母截然相反的生命历程——从固着的状态变为自由移动。我们人类与水母类似：刚出生时弱小无助且无法移动，但随后会掌握爬行技能，最终通过行走获得独立。对海洋动物来说，游泳是最基本的运动，在游动中它们才能了解自身生存必需的生态位。

四处移动，从一处到另一处，是可移动的物种必须要解决的问题。有的物种选择随波逐流；有的很主动，在水中用鳍前进，沿着海底蠕动、滑行或蛇行；还有的利用四肢推地的反作用力。不同演化路径产生不同的行进方式，但根源都深藏在地球的海洋中。海鞘幼体利用尾鳍有节奏地运动，产生推力推动身体。还有一种移动方式就是行走，用身体的延伸部位接触足够坚固的地面，由此获得推动身体的反作用力。

这些在水中或陆地移动的方式，需要用到肌肉等附着在骨骼上的软组织。这类组织通常不会石化，因此我们没法从生物化石中找到它们的踪迹。研究生物演化史，最常用的手段就是通过复原化石推测不同物种之间的关系和差异。这种方式有其局限性，最突出的问题就是缺少附着在骨骼上的软组织化石。想在缺少软组织证据的情况下弄清楚它们的功能，真不容易。

不过，有时历史会留下其他种类的化石，如"遗迹化石"，就是过去生物留下的生活痕迹,像沙漠中的脚印。还有一些则由我们与其他物种共同拥有的基因片段显现。行走连接起人类漫长的演化历程,有时我们能幸运地发现行走本身的痕迹化石。那通常是发生在"史前"的行走,距离现在如此遥远,以至于超越了我们有限的生活经验,但没有超出我们的认知。不是相隔几十年或数百年,而是几万年乃至几十万年。

在人类漫长演化的过程中,一位行走的女性形象格外鲜明。基于对演化史研究的重要性,她被称为"行走夏娃"。她的脚印可能是迄今发现的最早的人类脚印化石,能够让我们推断她的身高、体重、行走姿态,以及脚掌形状(形态学研究),并同现代人的脚印进行对比。大约 11.7 万年前,她从朗厄班潟湖(南非西开普省的一个咸水潟湖,毗邻大西洋)湖边经过。[5]这一地区时至今日变化并不大。因为没有光污染,"行走夏娃"即便在今天依然能辨认天空中星星的方位,脚下的沙子也没什么两样,更不用说蔚蓝的湖水、沙滩和远处的群山。她在湖边淤泥中只留下三个脚印,后来偶然刮起一阵沙尘暴,在其中填满沙子并留存至今,引发数万年后我们这些后代的无尽猜想。

当代基因组技术的发展开启了理解演化史的新方式,结合细致的解剖学和化石研究,可以绘制出一张演化时间表,展现控制现代哺乳动物行走的基因如何以及何时出现。艾略特在《普鲁弗洛克的爱情之歌》写道:"我应该成为一对蟹螯,匆匆爬过寂静的海底。"其实他已经接近真相,只是自己没有意识到。遗传学已经找到了通过控制肌肉、韧带、神经和骨骼的发育成形支配行走的基因复合体,它们早已存在于漫长的演化过程中。这些研究得出一个明确结论：演化这位适应工程师，碰到有效的解决方法时，会顽固地保留它们。

行走（不论在陆地还是海底）要由脊髓的神经细胞控制肌肉有节奏地交替伸展和绷紧。哺乳动物的行走需要屈肌、伸肌合作伸展和收缩四肢，鱼鳍也是通过类似的方式游泳。这种表面的相似性是否意味着背后基因之间的关系呢？现在我们已经可以确定，演化让鱼类和哺乳动物拥有同一遗传程序控制移动，而且这一程序能够适应不同动物的移动方式。两类物种的程序类似，都利用脊髓控制神经环路，形成"中枢模式发生器"（简称CPG），引发有节律的肌肉运动。

自然选择的演化表明，所有物种之间有内在遗传联系[6]，并且已经扩展到移动和行走的控制，下文我们将会展开讨论。对差异很大的物种的分析也证明了这点。我们先看一个简单的例子——单个细胞的运作。[7]从基础的功能来说，我们体内的细胞都要解决相同的问题：阻挡入侵者（感染源）、吸收养分、移出废物、维持液体平衡、满足各种生存必需的条件。所有细胞都是如此，从蠕虫到鱼类再到猴子，概莫能外。同时还必须保证细胞不会癌变，也就是说在适当的时候细胞停止分裂，然后死去。所谓的"最小基因组"，就是所有物种的各类细胞都有的遗传信息，它们延续和维持上述细胞的必要功能。[8]

我们多少能够确定地说，控制移动的基因网络也在各物种中留存下来。一种动物的外形（表型）可能看似与另一种动物没有相似之处，但是两者内在的基因结构（基因型）却高度相似。我们可以通过检测差别巨大的物种控制类似功能的基因，然后比较两者之间的相似性和差异性来验证这一想法。比如，是否所有陆栖动物都具有相似的支持控制行走的神经环路的基因？这很容易检测，因为所有的陆栖动物都有共同的四足祖先，所以我们可以给出肯定答案。[9]寻找居于不同环境的物种的相似性，比如陆地动物和海洋动物，才更有挑战性。

控制神经环路表达的基因被称为"同源异形基因"（Hox genes），它控制胚胎发育过程中身体各部分的有序发育。不同物种的同源异形基因相似度极高，以至于把鸡的同源异形基因移植到正在发育的苍蝇体内（同时去除苍蝇的同源异形基因），苍蝇也能正常发育。要知道，这两个物种的共同祖先要追溯到6亿多年前。[10]

发育生物学家进行了一项开拓性实验，研究鱼鳍和四肢运动神经元背后控制移动的基因网络，选取的对象是俗称"猬鳐"的鱼类（Leucoraja erinacea，一种身体两侧长有对称鱼鳍的海洋冷血动物）和小鼠（四肢行走的陆栖哺乳动物）。[11] 猬鳐和小鼠都面临一些相似的生存问题，其中最重要的就是移动。它们都有脊髓，肌肉和骨骼沿着脊髓对称分布。小鼠显然没有鱼鳍，而猬鳐没有小鼠那样的四肢，但是都能轻松自由地移动，小鼠在陆地爬行，猬鳐在海底用后鳍行走。猬鳐与小鼠（以及人类）的相似之处在于，左右交替移动肢体和行走过程中的屈伸模式。因此，可以推断这两个物种拥有某种相同的内在基因程序控制移动。连接在脊椎上的腿和鱼鳍都要对称排列，如此才能行走或游动。

研究表明，至少4.2亿年前，也就是小鼠和猬鳐最后的共同祖先生活的年代，这些基因出现了。有对称四肢的小鼠和有成对鱼鳍的猬鳐都具有支持神经环路表达的基因网络。这个基因网络非常完整，它编码了运动相关的肌肉，以及脊髓延伸出来的神经（支配肌肉运动）的表达。于是形成必不可少的重复的相互刺激与抑制模式，分别控制鱼鳍的海底行走和四肢的陆地行走。这些神经环路，用遗传学行话说，"保守"在演化过程分化出的不同物种中。从行走的猬鳐到水边栖息的四足动物，然后到爬行的小鼠，再到行走的人类，都被同一基因网络连接，时间跨度超乎想象。

所以说，两种截然不同的物种拥有相同的行走基因程序。不仅如此，猬鳐和小鼠控制身体移动的基因程序遵循同一种分子机制——同源异形基因调控。当然，基因在不同物种中有不同形式的表达，鱼鳍的肌肉大小和形状与小鼠的四肢截然不同。不过，两者肌肉的数量和脊椎排列的方式在同源异形基因网络的控制下并无二致。这项研究表明，所有利用成对肢体（腿或鳍）行走的动物，不管是在海底还是陆地行走，都拥有相同的控制四肢运动的基因网络。由此可见，控制陆地行走的基因网络实际上源自水中，早在四足动物占领陆地之前就存在了。于是，我们得出一个出乎意料和违反直觉的结论：行走的基因多半源自水下，而非因鱼类逐渐适应水陆交界地带的生存而产生。在积水的淤泥处，自然选择可能会偏向能借助摩擦力前行的鱼鳍。

所以，由此延伸出来的认识是：选择和修改既有的适应，留存其中的关键部分，并体现在结构形态中，似乎是演化的规则。演化，不仅如理查德·道金斯（Richard Dawkins）所言，是一位盲眼钟表匠，它还很保守，长时间地保持有效的适应，时间长度难以想象，但是又能被完全解读、计算和测量，不断对一个接一个物种故技重施。[12]

关于行走，演化史上还有一个令人赞叹不已的传说，关于3.8亿年前的一种动物。四足动物是史上第一种四条腿的脊椎动物，[13] 它们的后肢术语称为"足"（peds），前肢称为"手"（mans）。四足动物行迹，同朗厄班潟湖的人类脚印及世界上其他遗迹一样，是保存了该动物行进方式的遗迹化石。四足动物行迹非常罕见，其中一处位于爱尔兰凯里郡沿岸的瓦伦西亚岛，1992年被一名瑞士地质学学生伊万·施特塞尔（Iwan Stössel）发现。[14] 那是世界上最古老、规模最大的一组脚印，又在爱尔兰，我必须亲自去看看。

四足动物行迹所在之地环境优美，可以眺望斯凯利格群岛（其中最大的一座叫斯凯利格·迈克尔，是最近两部《星球大战》中天行者卢克的藏身之处）。我们到访那天大西洋风浪大作，海浪重重地拍打着礁石。简单的铁丝围栏圈出脚印，旁边竖了一块牌子，上面画着一只四足动物。我女儿说这幅画看上去像鼍蜥和鸭嘴兽杂交的后代，再加上一条垂直（不是水平）的尾巴。它的前肢明显比后肢小，行走方式应该是前后肢交替屈伸，因此能够快速前行。

这片行迹向多个方向延伸数米，令人印象深刻。科学家猜测，这是一只四足动物在3.8亿年前穿过一片干涸的河床时留下的。经过各种计算，我们得知这只动物长约1米。从它走过的这段路径来看，我们说不清它当时到底在做什么，只能臆测或许是在阳光下悠闲地漫步，或者悄悄地追踪猎物。然而看着这些穿越漫长地质年代的脚印，我们不禁陷入沉思，感受到世界上所有物种之间的连接。况且这只四足动物和其他陆栖的、能行走、漫步、蹒跚或奔跑的脊椎动物同类有显而易见的共同点。想象一下，多年之后一只四足动物的后代在某一时刻突然起身，变成直立行走的姿态。这并非毫无根据的臆想，因为我们遥远的共同祖先早已拥有控制行走的基因，这一点确定无疑。

我们人类对自身起源的迷恋，是理所当然的。我们想要知道哪些动物是自家亲戚，渴望了解自己的祖先，还会将我们的近亲拟人化，尤其是黑猩猩、红毛猩猩等其他灵长类动物。我们人类同黑猩猩关系密切，并且通过立法禁止黑猩猩实验和捕猎来认可这种关系。对黑猩猩和人体的解剖显示，尽管存在变化与不同，人类和黑猩猩有非常相似的身体结构和功能。我们和黑猩猩的基因组在最深的遗传层面上仅有百分之几的差异。

但是，两个物种必然存在重大区别。在灵长类动物中，只有人类展现了"专性"直立行走特征。人类在幼年时，会在短短几个月内，从稳定的爬行姿态转变为直立行走，之后即便在受伤的时候也会保持这种姿态。能让人瘫痪或无法控制自身运动的身体伤害，确切地说，会限制人类日常生活的各种活动（因此我们应当充分认识到残疾人辅助设施对于行动受限人士的重要性）。合理的环境设计能够帮助行动受限人士，包括使用轮椅、拐杖或义肢的人，以及有神经障碍的人，提升他们的生活质量。这些设计能让所有人都充分参与人类的移动社会生活，极大地提升所有人的生活尊严和自由。

人类具有独一无二的直立行走特征。我们竖直站立，解放并灵活运用双手，我们的脊椎几乎垂直于脚下的地面。我们的演化谱系极端复杂，甚至有些模糊不清，尽管近几十年人类直立行走演化的关键问题已经在短时间内获得不少答案。行走连接我们与自身的演化史——一段通向直立行走的历史，在此过程中我们双手解放、头部抬高、脊椎竖直。

现存人类的灵长类亲戚，没有和我们一样直立行走的物种。黑猩猩、红毛猩猩等类人猿也做不到，尽管它们也能站立，依靠下肢力量支撑身体展示自己，保持警惕或是寻找食物。[15] 除此之外，它们通常用四肢奔跑和行走。这种移动方式比双足行走低效，而且能耗更高。消耗相同的热量时，人类行走的距离大约是黑猩猩的两倍，因此吃等量的食物人类的活动范围要大得多。换句话说，人类直立行走比最亲近的灵长类动物采用的移动方式更经济。当然，我们的灵长类近亲非常适合自身占据的生态位。在众多物种中它们最擅长爬树，因此能够摘取树枝顶端人类够不到的果实。同样，它们特有的前倾姿态，也特别适合在地面觅食，拾取掉落的果实和坚果，偶尔抓捕小动物补充营养。

我们人类占据了中间的生态位，既能进行某种程度的地面觅食，也能摘取树上的果子。我们还特别适于捕猎其他物种，一直追逐动物直到它们筋疲力尽，这种被称为穷追狩猎的方法多用于捕获植食性猎物。人类双足适应的另一种形式是奔跑，我们擅长中速长距离奔跑，在高温环境下尤其如此。奔跑产生热量、消耗能量，同时奔跑者需要大量液体，以通过出汗最终让身体降温。毛发较少（利于散热），再加上行走，让我们能够以较低的产热和能耗跨越更长的距离。为了使奔跑过程中发热的身体冷却，大部分物种最后都要休息，大口吸气、快速呼气以降低体温（马是例外，它们能出汗和喘息）。这让它们成为人类的猎物：在试图躺下降低体温的时候，它们可能被猎杀、屠宰，然后被人类带回营地放在篝火上烤。我们的灵长类近亲绝对做不到。

人类还是出色的食物采集者，能够优雅、轻松地摘取和携带块茎、果实、种子和汉堡，并且能够从事长距离的采集。我们还能边走边吃，喉咙的相对位置让我们能在漫步过程中把食物吞到胃里，同时注视遥远的地平线——其他物种少有的适应性。确实，如后文所述，演化史上还有一项重要的"遗迹化石"，展现在人类如何调节保持活跃和保存能量之间的平衡。

奔跑和步行密切相关。人类并非速度极快的奔跑者，其他很多物种（比如老虎和羚羊）能轻松地在短距离奔跑中超越我们。但我们是杰出的步行者，很可能是所有物种中最优秀的，而这就是我们能够广泛分布在地球上的原因之一。人类是所有物种中分布最广的，居住在这个星球的南北两极及其之间的几乎每块陆地。行走让我们探索的脚步触及世界的边缘，然后偶尔冒险航行，踏上新的小岛，接着继续步行探索。

不仅如此，我们结成小型迁徙群，通过步行占据这个星球——就其本质来说，我们的行走是一种社会活动。一条非洲谚语反映了这一现实："如果想走得快，就独自上路；如果想走得远，就结伴前行。"[16] 每天5千米的缓慢行走，一个家庭一天最多走几小时，300天就能行进1500千米，如此几年之后就是上万千米。世界上最长的陆地跨度，是从非洲大西洋沿岸的利比亚西海岸到濒临太平洋的中国东部沿海地区，全长约13 589千米——走完大概需要9年。如果把行走的速度提升到每天20千米，每年走300天，两年多就能走完。如果有可跨越的大陆桥，或者可以穿越的狭窄水道，甚至乘坐原始的船跳岛，只需几代人的时间人类就可以达到世界任一角落。

智人走出非洲，不过是6万年前的事。在以色列等地搜集到的证据表明，人类有更早的一次甚至多次扩散。但是因为缺乏完整的化石，想要证明人类多次从非洲扩散，以及历史上不同的人类创始种群的杂交，还需要继续积极的研究。[17] 比如，几乎可以肯定的是，现代人曾与尼安德特人杂交，因为我们的基因组带有他们的古老印记。[18] 通过现代基因组技术，与化石搜寻和解剖重建的技术相结合，我们很可能在未来几年找到更严谨和确切的答案。

人类化石千差万别，而且非常不完整。尽管非洲的人类化石有明显的直立行走的特征，但我们还不知道这一特征最终形成于演化史的哪个阶段。在乍得、肯尼亚等非洲国家收集的距今六七百万年的化石样本，已经呈现直立行走的特征。一具埃塞俄比亚出土的古人类化石，属于始祖地猿（Ardipithecus ramidus），也具有此类特征。[19] 这具化石高1.3米。知名的女性古人类化石露西，生活在距今310万~320万年前。[20] 露西属于南方古猿，身体结构与人类极为相似，特别是骨盆形状。距今30万年前，智人才成为一个独立物种。

人类的直立行走，需要改变从头部到颈部、脊椎、骨盆、腿部和脚部整个身体长轴的结构。这些不同的身体部位必须保持（接近）竖直，才能实现高效的直立行走。在考虑大脑和颅骨位置的时候，不能不提骨盆的位置和方向。大脑和颅骨通过脊髓与骨盆相连，脊髓又被椎骨保护。改变脊椎的相对位置，让它更直立，就必然伴随着颅骨和骨盆相对位置的调整。颅骨底部有一个近乎圆形的大开口，叫作枕骨大孔，脊髓穿过这一开口控制身体活动，并最终融入骨盆的骨架中。人类脊椎近乎竖直，因此能够挺直站立，与地面垂直。其他动物的枕骨大孔的位置更靠后。四足动物的脊椎与地面平行，它们的枕骨大孔几乎位于头骨的正后方。

灵长类动物的枕骨大孔的相对位置发生了很大变化，人类的变化最大。不改变枕骨大孔的位置，根本不可能实现直立的姿态，至少没法长时间站立，人类也就不会形成直立行走的习惯。因此，直立和两足行走需要改变脊髓顶端及底部两处骨骼的位置。在顶端，让脊髓从大脑底部延伸出来；在底部，让脊髓恰好竖直落入骨盆结构中。当然，这一变化背后有两件事：一是长时间发展和选择特定身体构造；但更深层的是同源异形基因结构的变异，才能让贯穿整段脊椎的身体结构改变同时发生。引发人类直立行走的选择压力，仍需进一步讨论和调查，这些压力包括环境中可获取的资源，某一环境状况（如水道、林木线、开阔草地、山脉、山谷等)对身体的要求,以及其他因素(如当时捕食者的类型或猎物的相对充裕度)。这些压力驱使选择必需的基因编码,表现人类直立行走各个方面的特征。[21]

人类的两足性,不同于其他物种(如鼠类、鸟类和有袋动物)偶尔的双脚站立,因为人类在发育早期就快速地从爬行转换到直立行走。因此,人类的双脚和脚踝已经适应了这种姿态。我们不在树上生活,所以不需要一个侧着的大脚趾协助爬树之类的活动。当然,很多物种都能短暂站立。比如,熊和大型猿类通常起身用后腿站立,以展示自身,准备发起进攻或者防御;还有动物可以起身获取食物,或者像狐獴那样后腿站立放哨,警戒天敌。这样的姿态既非习惯,也不是专门性特征,仅仅是为了应对当时面临的生存挑战短暂地起身站立。行走还让我们能够捕捉并逐渐驯化牛、狗、羊、马、骆驼等其他物种,以满足生活所需。尤其是牛,具有明显的协同适应的性状,清楚地反映了人类的需求(同时,我们相应地演化出乳糖耐受的能力):它们现在比自己的古代祖先产出更多奶和肉。[22]

直立行走改变了整个人体,从头部的形状和位置一直到脚趾的相对长度与位置。我们脚的形状发生变化,脚踝能承受更大的重量。最近的科学研究表明,经过数千年演化,人的脚从能抓握的形态(大脚趾和大拇指相对位置一样),变成适应长距离行走和奔跑(脚趾朝前,足弓适应向前的弹性运动)。[23]"行走夏娃"在朗厄班潟湖留下的脚印,已经拥有与现代人类相似的两足性状。[24] 演化生物学家和人类学家赫尔曼·庞泽(Herman Pontzer)认为,最早的人族已经是两足行走的,但仍有一些猿类特征，比如面容和后肢结构。[25] 现存的化石证据完全支持这一观点，但还需要更多发掘才能确定现代人类足迹出现的确切时间。

人类与黑猩猩的一个显著区别是，人类步行的距离更长，长过所有灵长类近亲。长距离行走能力表明，人类改变了行走过程中消耗能量和休息时保存能量的方式。当然，关键是这种适应是如何产生的，我们又从逐渐演化的长距离行走中获得了什么。认为长距离同两足性毫无关系，显然是错误的。我们在演化到直立行走的过程中，行走距离逐渐变长，又进一步放大了两足行走的演化优势。更长的行走距离，意味着更有可能发现食物，找到栖身之处，有更多剩余能量做其他事情——幼年期明显延长，出生后大脑继续发育，还有繁殖后代。

人类直立行走的基因表达，经历漫长的岁月，让我们从东非大裂谷的起源发展出一种独特的散布方式。我们先分散到非洲大陆的各个角落，然后跨越欧亚大陆，最终散布到北美洲、南美洲、亚太地区，以及澳大拉西亚（Australasia，包括澳大利亚、新西兰、新几内亚岛及周边岛屿）。我们很可能多次进行这样的旅程，与祖先碰面和杂交。

这一演化历程在我们身上留下各种痕迹。我们适应了直立行走，因为双手获得解放，非常适于采集食物。我们的演化在进行活动与保存能量之间取得微妙平衡。人类同其他物种一样，都要在移动的过程中尽可能保存能量，这是一项重要的演化折中——利用储存的能量获取能量（食物）。在能量支出、保存和获取三者之间维持平衡——用最小的支出寻找和获取食物——具有重要的演化适应价值，但是在现代社会却出现适应不良的结果。我们通过运动（主要是到处走动）消耗能量和通过坐卧保存能量之间的平衡很不稳定。活动、饮食和体重之间的关系非常复杂，因为我们的身体有很多反馈机制，用来确保增长的体重不会减少。

狩猎采集者（如提斯曼人）到处走动，通常日复一日长距离行走，采集食物和水，同时携带武器、工具和孩子。想要揭开体重与活动强度之间的自然（或者说演化的）关系，一种方式是研究仍旧过着狩猎采集生活的人。对他们来说，行走是必不可少的活动。在可到达的世界范围内，狩猎采集人群已所剩无几。不过，研究当代狩猎采集者的生活，或许能够了解这种对我们来说已经颇为原始的活动。如今我们已经不需要长途跋涉跟踪和捕猎食物，也不需要花费数小时寻觅植物的根部和块茎，或者搜寻饮用水。

生活在坦桑尼亚北部的哈扎人（Hadza）仍旧保持狩猎采集的生活方式，一直是演化生物学家的研究对象。[26] 科学家研究这一部落成员的行走及其他类型的活动与体重之间的关系，并选取欧美人群的参与者进行对比。从狩猎采集者身上获得的数据可以帮助我们研究人类近几十年的变化。我们的饮食变了吗？活动强度变了吗？还是两方面都变了？

哈扎部落的生活方式依然延续传统的狩猎采集。男性成员多用梭镖、弓箭持久性狩猎大型猎物，女性则采集水果、浆果、块茎和蜂蜜。在这项研究中，30名部落成员都佩戴GPS追踪系统，同时测量他们的身高、体重，以及每天吸收和消耗的能量。一些发现在情理之中。男性成员平均每天步行11千米，女性6千米。他们的体脂率仅为西方人群的60%，而且没有一位参与研究的部落成员体形肥胖。追踪他们每天的能量消耗发现，当计入参与者的体重和体脂时，他们的总能量消耗与西方人群没有不同。活动强度和性别都不影响结果。我们原以为哈扎人每天消耗的能量会高于西方人，研究发现完全相反：他们消耗的能量更少（也就是说，他们吃得更少）。

移动，不管是行走、骑车、跑步、游泳，还是其他任何活动，都需要能量。这需要人获取能量（通过进食和消化），并根据需要储存或者消耗能量。人类很懒惰，在运动量一定的情况下，会尽可能减少能量消耗。人的直立行走通常会自动减少能量支出，同时尽量扩大行走范围。从经验推断，我们好像倾向于利用有限的能量消耗达到最大运动量的步行速度。从实验角度，如何证实这一推断呢？

一种途径是给人装上腿外骨骼装置，这种机械结构可设置行走的难易程度。人对不同设置的适应，可以测验自身是否可以调整到特定步态，把行走消耗的能量降至最低。如果外骨骼辅助行走，我们或许会快速调整到某一步态，不需费力就能让机器帮我们行走。同样，假如外骨骼妨碍行走，我们行走会很费力，但能量消耗最小。

斯坦福大学的神经工程师杰茜卡·塞兰热（Jessica Selinger）

与同事一起利用上述方法展开研究。[27] 他们给参与者的腿装上有关节的外骨骼，目的是系统测试人类可能采用的最有效的行走方式。被试者还要佩戴氧气面罩，测量实验中氧气的吸入与通量（被称为最大摄氧量）。经过设计，外骨骼提供各种不同程度的腿部阻力，可依据参与者的步频调节。行走是在跑步机上进行，所以步速也可以改变。

通常，参与者在几分钟内就快速适应了外部强加的步态改变。即使适应新的最佳步态，他们也能在短时间内重新回到之前的步态，优化能量消耗（根据最大摄氧量测定）。总而言之，人类随时准备采取最高效的步态，优化步调，尽量减少能量消耗。这些适应都发生在短时间内，远比观察到的血氧水平和肌肉等内部要素的变化快得多。这些改变单独发生非常缓慢。事实情况正相反，人类主动根据外周感觉输入的信息做出判断，利用这些判断直接调整行走。

穿上辅助机械外骨骼能让人尽可能降低能量消耗，但还有一个更普遍的问题：你去健身房，在跑步机上长距离奔跑，然后奖励自己回家瘫在沙发上，因为运动而感觉良好，没想到其实不去健身房，你的总活动强度反而可能更高。实际上，从演化角度来看，你的身体会在持久性狩猎后自动休息。锻炼引起的不活跃状态打乱了我们的常规思考。我们通常认为，摄入的热量应该等于运动加上做家务消耗的热量，假如摄入热量多于锻炼和家务所需，体重就会增加。

我们从此类研究中获取的重要经验是，仅仅提升运动强度并不能解决肥胖问题，因为我们已经演化出行为和心理机制来补偿活动强度的增加,即降低运动之后的活动强度。增加能量消耗不一定能有效且持久地减轻体重。真正有效的是统筹能量摄入及用途——知道身体如何平衡能量摄入、储存(脂肪堆积)和消耗。我们人类的食物种类繁杂,可以在废物中觅食,也能捕猎,还能以各种方式寻找和准备食物,这带来很多演化优势。你可以就地解决找到的食物(吃掉寻来的食物,或者走进附近一家餐馆),可以边走边吃(刚去过快餐连锁店),还可以把食物带回家以各种方式处理(和你的狩猎伙伴一起把不幸被捕杀的猎物扛回家,或者去附近超市购买经过复杂物流链送达的令人眼花缭乱的食材)。

高脂、高糖和高热量食物在西方市场经济国家随处可见,在哈扎部落则不然。因此,把活动强度提升到哈扎人的水平,绝不是解决世界性肥胖问题的快捷方法。相反,假如想要处理与肥胖相关的世界性问题,那么改变摄入热量的类型、质量和数量,才应该成为公共政策的主要诉求。[28] 这里需要明确一点:我不是反对运动,或者反对增加运动的整体需求。多运动对身体每一个器官都有好处,这是显而易见的事实。假如大量规律地运动,日复一日、周复一周、年复一年,甚至维持一生,那好处更多。运动是遏制肥胖的核心手段,但并非全部。能量摄入也是关键因素之一。

因为运动本质上对人有益,规律运动会成为一种轻松实现自我管理的药物吗?哈佛大学的演化生物学家丹尼尔·利伯曼(Daniel Lieberman)提出了一个重要的演化观点,审视我们与体力活动的奇妙关系:运动对我们有好处,但我们为了保存能量会习惯性地避免运动，因为这就是我们演化的方式。直到近代，人类的体力活动都是强制性的，而且食物来源稀缺。利伯曼说："人类经过演化适应了规律的中等强度耐力活动，直到近代……因为食物提供的能量有限，人类也在选择压力下避免不必要的体力支出。"[29]

看看这个例子：许多国家的健康和饮食研究机构推荐日均饮食摄入热量为成年女性 2000 千卡，成年男性 2500 千卡。[30] 为方便，按每天 2400 千卡计，那么热量消耗的平均速率为 100 千卡每小时，不论醒着还是睡觉。这些消耗的能量要满足身体各种需求——呼吸、行走、思考、消化、排泄等。食物要消化，营养物质要运送到身体各处——从头顶的发根一直到脚底。消化摄入的食物也会耗费能量（卡路里），消化低能量密度的高纤维食物比消化高热量食物能耗更高。我们的身体必须产热维持生命（毕竟，人是温血动物），必须主动和被动地运出身体废物（如呼出二氧化碳，排空消化吸收后的食物废渣，通过汗水和尿液排出水分等）。摄入热量超过日常所需，多余的热量就一定会储存在身体某处，变成脂肪。

除了哈扎人和提斯曼人，我们不会每天走上好几个小时寻找食物。手机追踪数据显示，我们每天的活动有限，平均不过几千步。我们能够而且应当超越这微不足道的步数。能量消耗、锻炼和体重之间的关系显然并不简单，但是可以确定的是，运动是应对久坐少动生活方式引起的健康问题的关键。本书的一个核心理念就是走出去，多走，每天都走。获得的回报，一定超乎你的想象。

第三章

# 如何行走：行走的机制

行走是世上最自然的事情之一。但我们的双脚如何如此稳定、有规律、有节奏地交替前行？

不管是行走、奔跑还是躲闪、退缩，身体移动的决定都来自大脑。这是一个自上而下的过程，起因是某些紧急的外部信号（"有危险，快躲起来"），或是内部信号（"我吃太多了，要出去散步"）。在行走过程中，大脑的决策和运动系统及神经环路自上而下发出进行运动和运动方式的指令；接着，脊髓中的模式生成局部神经环路（负责产生节奏性输出）开始处理这些指令。这就像你用车钥匙发出信号，钥匙启动引擎，但直到关闭引擎，它并不参与汽车的移动或引擎的运行。

在上述过程中，需要协调各种复杂机制，还要经过大量训练和反复练习。所以，人类幼儿经历长时间爬行之后才尝试站立并保持平衡，最终在 11～12 个月大的时候开始独立行走。

学习行走,不仅标志着个人独立的开始,而且是大脑发育的重要里程碑。

我们不是生下来就会走路的。刚出生的小马驹,很快就能挣扎着站起来,它们的行走能力远超人类幼儿。它们也只能如此。一只饥饿而懒惰的狮子能将不会走的新生羚羊轻易捕获,因此它们只能移动,而且必须快速移动。从演化观点来看,生下来不动或不能移动、迈步,然后跌跌撞撞地开始奔跑的羚羊,都会变成慵懒而贪婪的狮子的美餐。那些生下来就会移动的动物一般不会被吃掉,因此得以传递它们的优势基因,演化的齿轮由此又前进一格。

人类的婴儿虽然有行走的潜力,却尚未具备这种能力。我们要通过亲身体验雕刻美妙的神经环路,才能拥有一生行走的能力。学习行走,同学习说话、学习看和学习听一样,都是人类令人惊叹的技能,但完全没有留下记忆。你应该不会记得学习走路的过程。或许你会记得(或听说)小时候摔得很惨的一跤,但除此之外,学习行走对大多数有行走能力的人来说轻而易举。

学术界和育儿手册很少描述儿童学习行走的过程。我们知道在开始行走的年纪,幼儿会在某些阶段产生某些方面的发育(坐直、独立爬行,或尝试站立),却不太了解这些发育阶段之间的过渡,比如一个轻松爬行的幼儿为什么想要摇摇晃晃地挑战本质上并不稳定的站立姿势呢?

发展心理学家卡伦·阿道夫(Karen Adolph)与她的同事深入研究了幼儿如何在较短的时间内从爬行过渡到熟练的行

走。研究人员提出一个特别简单的问题:"你如何学习行走?",并给出一个优雅、漂亮的答案表达学习过程的复杂:一天又一天,成千上万次迈步和成百上千次摔倒。

如果口头指导一个幼儿学习行走,就是这样——"每天走成千上万步,摔倒很多次。哦,还要从那些摔倒中学习不摔倒。"这真的难以想象。写一个电脑程序让机器人行走,又是一个棘手的问题。从哪儿开始、采用哪种学习策略,都摸不着头脑。但学习行走的历史还是有迹可循的。在人类演化过程中,那些能够成功学会行走这种独特运动方式的人,会受到演化的偏爱。那些手脚不协调,容易滑倒或摔倒,还有因为疏忽被困住的人,很难留下后代。能更好地适应的人会获得优势,产生"幸存者偏差",慢慢地,更高效的行走在人类中流行起来。

幼儿如何四处移动?他们分别花多少时间爬行和行走?如何从爬行过渡到行走?他们能不能坚持不懈?学会行走能带来多少内在成就感和自我提升?我们并不清楚这些问题的答案——阿道夫与同事的研究就从这儿开始。除一些粗略的经验法则之外,似乎没什么更好的解释。而对上述过程的理解通常来自步态和运动障碍,而不是行走本身的自然行为。

此外,还有一个更基础的问题:在幼儿用双手和膝盖爬行的时候,身体处于一个非常稳定的姿态,此时摔倒受伤最轻,因为身体到地面的高度不高。为什么要放弃这个姿态,而采用天生就容易摔倒的站姿呢?而且起初幼儿的爬行能力比行走能力出色得多。那么,他们是如何完美且安全地过渡到行走的呢?学会行走并不容易。为了掌握一门语言,儿童需要长时间身处该语言环境中,换句话说,他们需要置身于语言社区中。但是,即便是生活在野外的孩子,或是只能在受限环境中活动的受虐幼儿,也能学会直立行走。这意味着学习行走不同于学习语言,是一个潜在运动程序的表达,而这一程序或许本身就是脊髓和大脑运动环路的一部分。

在一项研究中,阿道夫和同事用视频记录监护人监督下在实验室里玩耍的三组儿童。[1] 这三组分别是熟练爬行但还没开始行走的 12 个月大的婴儿、12~14 个月大的步行新手,以及 19 个月大的熟练步行者。他们设计了一个复杂的实验游戏室,铺设一张能感应压力和追踪步态的地毯测量行走及爬行的姿态,还有各种玩具、一段阶梯和其他刺激物。这一实验策略生成了大量可视数据,记录幼儿爬行、行走、跌倒、蹒跚和探索时的行为。

研究人员从实验中获得几项发现。婴儿爬行和行走能力各不相同,有些人能力特别突出。擅长爬行的婴儿能在更短时间内爬行更长的距离。行走或爬行与他们的活动总强度无关,与行走或爬行的距离和效率关系更密切。擅长爬行的婴儿也能更好地行走,他们更少跌倒,站立的时候更快平衡身体,而且能走更远的距离。这或许因为顺畅的爬行能促进全身肌群的锻炼,继而有助于学习行走。在四肢爬行过程中,手脚会按照一定顺序运动,由整个躯干协调。将重心放在手掌和膝盖上,是一种臀部和肩膀的持续抗阻训练,也可能培养腿部和手臂在以后生活中会用到的转动能力。

不仅如此,手脚的协调运动需要大脑发出指令,驱使某些部位的肌群按照一定顺序准确运动（专业名称为"肌肉协同效应"）；反过来，运动的反馈又会提升运动本身的精准度。[2] 臀部、肩膀和背部的肌肉也随之增强，能承受重量，让大脑和脊髓参与行走过程所需的四肢、躯干和头部准确定位。摔倒很正常，研究记录中有一个婴儿在 1 小时内就摔倒 69 次。总的来说，爬行者和步行者在通过同一条笔直的路径时，没有发现他们运动能力方面的差别。

此外，大约一个世纪之前的发现也得到确认：行走技能（用步长衡量）随年龄增长而提升。行走有一项特殊功能，让你依靠自己的力量、用自己的速度从一处到另一处。"功能性技能"决定活动强度这一发现也反映了这一点。迈步更多、走得更远的婴儿，更少摔倒。换句话说，学习行走 —— 被我们视作理所当然地将感觉输入和四肢输出融为一体（"感觉运动"整合）的复杂任务 —— 的能力决定了婴儿摔倒的频率和能走多远。行走时少摔倒，就能走得更远，这样一来摔倒的概率变得更小。也就是说，全力以赴、全神贯注的练习使行走变得完美，生活也是如此。

平均来说，学步的婴儿每小时走 2368 步，行程 701 米，摔倒 17 次。行走和学习很多其他技能一样，最好的方式是进行多样的间歇性练习。在三四百天的学习进程中，婴儿要走几十万步，摔倒几千次，随着年龄、练习和失败反馈的增加，摔倒频率逐渐减少。婴儿和幼儿每天要睡很长时间，睡眠时巩固日间习得的经验。

这些数字还揭示了为什么一直以来计算密集型机器人学习

行走没能获得成功。在漫长的儿童期，我们花很长时间学习行走：在复杂的地形中玩耍，有坡地、硬地、软地，还有各种不同重量、质地、可搬运的物体，以学会像成人一样完全下意识地行走。

但是我们的思想不是在颅腔中静止不动的，而是处于不断运动之中，运动本身就带给我们许多回报和启发。所以，从爬行到行走，深刻地揭示了认知的移动性对我们充分理解、参与物质和社会世界的重要性。行走和移动的经历，就是大脑和思想穿越世界的经历。运动过程会反过来改变我们对世界的感知，因为运动会更充分地利用大脑和思想的机制。

幼儿抓住家具站立起身，一下子就进入了一个全新的世界——他们能够抓住之前碰不到的东西；学会爬树、上楼梯、在花园里闲逛、走路上学；头部升高，以一种新的、认知移动的方式看待这个世界。事物不再遥不可及，他们走向它们，抓在手里把玩，还有可能把东西带走或是不小心弄坏。所以，一定不能让他们碰到精美的瓷器收藏品，还有烧热的深锅，他们会把这些东西拿走、抓在手里、打破、弄洒。早期刚会走的时候确实很危险，所以幼儿要明白走哪里安全。当然，在这方面，大人可以通过明确的训练和教学让幼儿明白，这项新的技能会让他们遇到麻烦，也能让他们轻松地避免麻烦。

我们学会走路，就开始直立行走，头在上，让双手和思想都获得自由，遥远的地平线一览无遗。直立的姿态需要维持平衡。在我们以连贯的运动和一致的方向探索世界的过程中，身体始终与地面保持垂直，不断适应不同的地面和摩擦力。在冰面上，我们让身体适应，不管滑行或溜冰，我们的平衡和导航系统都持续运行。为什么不会摔倒？怎样让双腿稳定而有节奏地交替向前？我们直立行走的科学原理格外复杂，直到现在才被知晓。

其中一个关键词是"有节奏地"。行走有它固有的节奏，不刻意关注的话，一般很难察觉。我们的双腿稳定变换位置，一条向前，另一条绷直然后向前，之前的那条也随之绷直，身体随之移动，同时保持直立。稍后再讨论节奏问题。现在，我们先取得共识：行走是一项神经、肌肉、骨骼配合的绝佳成就，需要快速协调大脑和神经的活动，按照顺序收缩和放松肌群。人的每条腿至少有10块肌肉，通过肌腱附着在坚硬的骨骼上。别忘了，心脏也是肌肉，行走期间会用到它。

大脑如何控制行走？至少要做到两件事：保持直立姿态的平衡，然后让身体移动。不过，想与做之间的差距比我们想象的更复杂，而且更微妙。这里再次请出我们奇怪的朋友海鞘，它们会吃掉自己不再需要的原始大脑，变成固着状态。对此一种解释是，运动需要一个大脑快速自动预测，甚至想象接下来可能采取的动作。也就是说，我们的大脑用来想象行走的神经环路——想象用某种步伐走过某条路——应该就是指挥实际行走的环路。一项重要研究发现，人类大脑负责运动的核心网络，在实际行走和想象行走的过程中同样活跃，差异是实际行走时，其他一些与运动行为相关的大脑区域也活跃起来。[3]

这是一个重要的切入点，研究我们的想象过程：想象本身就是行为，是大脑中激活的神经活动，可以通过监测手段观察到。想象一朵玫瑰，我们能监测到大脑负责呈现"心灵之眼"中的玫瑰图像的视觉区域活跃度增强。想象摘下这朵玫瑰，然后闻一闻，这时候大脑的运动区域和嗅觉相关区域活跃起来。再想象指向空中飞翔的一只鸟，大脑中负责指向这一动作的区域被激活，同时被激活的还有负责想象鸟儿的视觉区域。想象每天步行去工作、逛公园或购物，大脑负责规划步骤的运动区域被激活，但是此时略有不同：大脑中负责记忆、想象甚至精神时间旅行的区域（扩展的海马体）也被激活。

当然，还是少了些什么，即真正的行为本身（刚刚列举的观看玫瑰、鸟儿实际上并不存在，步行也不存在，因为你在想象沿途的风景），以及负责执行和控制行为的大脑区域的活动（摘下玫瑰、指向鸟儿、走向商店）。这些大脑区域的活动是主动被抑制，还是仅仅在想象过程中没有被完全激活？两者都有可能。然而，更深层的意义是，想象某物、想象做某事和实际行为由同一大脑区域负责。

当然，想象行走是一回事，真正"做"是怎样的呢？就大脑来说，你的身体从头部延伸向下，直到通过双脚接触地面。你不是从脚底向上生长的，你的头部更像是"空中楼阁"，通过身体这个"脚手架"伸向地面。竖直站立需要控制身体姿态，大脑信号通过脊髓保持对肌肉的适当控制，确保你不会摔倒。这是一个持续的控制过程，因为身体的重力线通常在脚踝和膝盖稍微靠前的位置,想象一条铅垂线从你的下巴垂到双脚。这条重力线会随着行走前后移动。

所以,对大脑来说,首要任务是在静止站立或迈步向前的时候保持身体和头部位置稳定。如果摔倒了,或是起身的时候感觉要摔倒,你就不可能走很远,多半还会伤到自己。头部会发挥"惯性制导"作用——形成一个稳定运动的平台,因此不管你处于什么地形中,它都维持相对水平且平行于地面。这样的"制导平台"广泛用在飞机、潜艇和汽车上,你的大脑在使用轮椅或骑自行车的时候也会发挥类似作用。但是不管采用哪种交通方式,大脑都要在运动过程中保持头部稳定,不然我们没法行走、骑车或驾驶。

那么,在移动过程中"惯性制导"如何发挥作用呢?从眼角或外眦部(眼皮交界处)画一条线连接到耳道,不管怎么运动,我们的大脑总会试图保持这条想象中的线与地面平行。[4] 头部的稳定通过复杂的机制实现,利用运动行为本身产生的输入信息和来自身体活动部分的反馈信息。令人惊讶的是,它并不使用或需要输入外部参考,比如视觉或听觉,也就不需要持续观察或解读外部世界,不用每一步都小心翼翼。相反,运动的速度、方向和身体本身的反馈就能提供身体平衡需要的所有信息。所以,即便是视力受损的人,也能轻松行走。

视觉和听觉则被用于调整或修正内部系统的错误。从某种程度上说,行走类似定速巡航驾驶。汽车保持速度稳定并不借助车窗外一闪而过的影像,而是维持扭矩,以固定速率转动车轮。汽车移动的信号来自车身内部——油门控制引擎的传动系统，而非任何外部输入信息。况且我们都知道，外部输入的往往是模棱两可的速度、深度和运动信息。比如，在乳白天空环境中，根本无法辨别上下、远近和声音来向。闭上眼睛，感受身体内部的信息输入，反而能帮助我们消除这种模糊感。

在人类和所有其他脊椎动物体内，稳定头部姿态和运动的系统位于内耳，被称为"前庭系统"，其中"前庭"的本意就是建筑内部紧靠大门的门厅。[5] 用笔刺入耳膜一到两厘米，就能造成前庭系统永久损伤，千万要克制做这种蠢事的冲动。

不过，不停转圈会短暂地破坏前庭系统功能，喝太多酒也是。酒醉的人躺下时会有天旋地转的感觉，可以把一只脚放在地面来缓解。接触地面是一种外部输入信息，通过提供关键的本体感知信号（参与运动的髋关节、膝盖和脚踝的相对位置），可稳定前庭系统并停止眩晕。汽车行驶也是同样的道理：当车身吊离地面时，启动引擎车轮会转动，但根本无法移动。只有同地面接触，才能获得前行必需的摩擦力。

前庭系统的运行机制是一项微工程奇迹。这个系统分成两个主要部分：半规管和耳石，其中都有液体流动。半规管的内表面有突出的纤毛，纤毛尖端有小小的晶体，底部附着"牵张感受器"。纤毛随液体摆动，可以想象成花茎上的郁金香随风摆动。纤毛移动过程中极细微的拉动，都会稍稍改变感受器的形状，就像风吹郁金香，会让花的根部在土壤中伸缩。这种摆动能改变感受器的电位，发出信号，经由前庭神经传向大脑。这是一种简单、可靠、耐用的方式，可把运动信号转变成神经电信号。

与此同时，耳石维持相互垂直的排列不变，它们是蜂巢状的块状物，带有固定在钙结晶上的纤毛。它们与身体线性运动有关，向前、向后或向两边（左右）。这些结晶会随着头部的移动而移动，就像一根装有滚珠的管子向前后左右摇摆。因为这些持续运行的感官的位置在头部内保持不变，半规管和耳石不断给大脑传递身体和头部的三维参考信号：上下、左右、前后，以及旋转。

前庭系统固定在头颅深处，处理关于外界活动的信息，却并没有直接与外界接触。这是一个固定不动的感官系统，锁定在头部的位置。就像一根装有滚珠的管子粘在手上，滚珠会随着手的运动而移动，这就是前庭系统的运行机制。再想象更复杂的一组管子：一根与手指平行，一根横穿手掌，还有一根环绕手腕。你的手向任一方向运动，滚珠都会滚动，忠实地反映手运动的速度和方向，却不与手直接接触。把这些管子连起来测量滚珠的移动，实际上就形成了一个与前庭系统极为相似的结构，滚珠的移动反映手部的运动，却不接触手。

尽管前庭系统能为我们提供直接的、非视觉的运动反馈，却并非一直运行良好。众所周知，登山者被雪崩掩埋时很难分辨上下，因为他们没有可靠的外部输入，而自身又因陷入困境或因疼痛而没法提供充足的信号。有时登山者会向自认为"正确"的错误方向挖掘。如果你遇到这种情况，这里提供一个分辨下方的方法：张开嘴让口水流出，如果口水流进鼻子，说明你处于上下颠倒的位置；如果口水流到下巴，说明你是头朝上的。别管自己的感觉,即便你认为自己已经处于头上脚下的正确位置,因为重力不依靠感觉。不管你的身体处于何种位置,它总会让你的口水流向地心。同理,如果口水流向一侧脸颊,那就说明另一侧是上方,朝着那个方向就能挖到出口。

作为平衡感的核心,前庭系统要让身体在不同表面保持稳定——这是大脑无与伦比的成就。它是一个沉默的感官,却一直保持活跃,即便是在我们休息或睡觉的时候。[6] 很多方法可以揭示这一点。比如,我们的近亲猴子就擅长在树上睡觉。有时它们在睡梦中滑倒或是移动,但是很快就能恢复平衡,及时抓住树枝避免摔下去。[7] 最快唤醒人的方式当然是粗暴地把他们推下床,即便睡得再熟,他们也会马上清醒。他们会挥舞双手在空中乱抓,或是揪住床单。前庭系统的持续活动被称为"强直激活",和你家房子与电网的连接一样,都是持续开启的,只有停电的时候,电流才会停止。只有你身体的前庭系统损坏,强直激活才会停止。这一活动持续不断地向大脑不同区域,尤其是运动和兴奋区域输入信息。在睡眠过程中,若突然刺激前庭系统,你马上就醒过来。但是,通常只是被强加在身体上的运动唤醒——你自己在睡觉过程中踢腿或移动不会醒来(但睡在你身边的人移动,就是另外一回事了)。在地震中快速苏醒或能睡在树上躲避地面捕食者的演化价值显而易见。然而,关键的是前庭系统行动的速度和敏捷度,比我们想象的还要出色。

前庭系统的行动速度在行走中也很明显。想象在滴水成冰的天气出门散步,你迈着步子,然后踩到一块冰,随即要稳住身体。在设法不摔倒之后,你在大脑中重现事件发生的过程:你正在轻松地大步走,接着脚踩到冰块打滑。你要完成的第一件事就是使身体僵硬,先是你腿部所有肌肉,然后是躯干的肌肉,快速协调行动,试着阻止身体滑倒或进一步移动。成功调整身体姿态之后,你开始再次向前行走,这下会小心看地面。真正令人惊讶的是,这一快速僵硬的过程是完全自动的非条件反射[8],早于你意识到脚底打滑。这如何在千分之一秒内实现?极度敏感的前庭系统会发出信号传递各种信息,如"我要滑倒了""快速绷紧肌肉""我没摔倒""好的,继续走,但是要小心"。

我们有时会在脚下不稳的环境中行走,比如坐船出海,或是乘坐飞机遇到颠簸。在移动的地面上行走——违背自然规律且令人不安——能向我们展示前庭系统如何适应接收的信息。晕动病源自视觉系统感知的运动和前庭系统感知的运动之间的差异。[9]晕动病虽让人感到不适,但当视觉系统和前庭系统感知一致的时候就会消失。因此,前庭系统并非一成不变,因为神经系统的可塑性,它有学习能力。一旦遇到晕动病,它的学习和可塑性就乱套了。一个少见且戏剧化的晕动病症状是鲜为人知的"登陆病"(mal de débarquement),又称"下船病"。[10]有这种症状的人,下船上岸行走的时候,会有一种深度的眩晕感。从船、跑步机、电梯下来的时候,都有一阵眩晕,但是登陆病的这种眩晕感会持续很长时间,不过在身体进行被动运动的时候,比如坐别人开的车,通常会得到缓解。这个问题源自大脑内部,而不是周边的前庭系统,可能是大脑针对船上的运动做出调整，在回到稳定的陆地上时没有调回。回到陆地，身体还维持在船上的感觉，所以当身体恢复被动运动的时候，眩晕会缓解。此时前庭系统感知的是过去船上的世界，而不是如今脚下稳定的地面。前庭系统是一个演化奇迹，悄无声息地影响我们行走的方方面面，而我们（常常）浑然不知。

还有其他感觉帮助我们行走，视觉是其中最突出的一个。我们看世界的方式——光线穿过我们的眼睛——真的对行走机制有影响吗？前进的时候，眼睛告诉大脑，身体和外部世界处于相对运动之中。这被称为"光流"。我们在骑车、步行、开车、坐火车等运动过程中，眼中的世界好像从我们身边流过。想象你自己沿着一条两侧有墙的狭窄通道向前走，从你的角度看，更确切地说是视网膜的角度，墙壁向后移动。自然而然，光流在前进过程中产生了。我们通常意识不到，除非在某些特殊的状态转换时，比如从固定地面行走转向移动步道。在移动步道的开始和结尾，光流都会发生突然的转变，此时相对于我们的步行速度，它会急剧加快或减缓。那种摇摆、迷失方向的感觉，来自身体运动、移动步道施加给身体的被动运动、我们看到的视觉世界的脱节。这种脱节能巧妙地展示视觉如何帮助我们移动。

那么，我们如何使用光流控制行走呢？理解这一机制，需要结合空间运动的经验和光流的系统变化。在移动步道上可以感受到这一机制的要素,如果有侧缘照明的明亮广告牌和间断的平稳运动,则效果更好。在实验室里,可以用跑步机结合大型虚拟现实屏幕提供受控的视觉输入,该输入可以与步行速度一致或不同。[11] 许多研究关注的问题是我们能够多快从 CPG 控制行走转变为视觉控制行走。光流的突然变化能发出自上而下的信号,告诉我们视觉环境中发生的变化,有点像开车过程中需要紧急处理的警报信号。换句话说,光流的视觉输入产生了一个自上而下影响行走的因素,能实时改变我们行走的快慢,让行走速度和周围视觉环境的速度相匹配。

现在我们知道如何在行走中保持平衡,以及如何让穿过视网膜的光流辅助行走,但是还没有回答这个问题:我们到底依赖什么移动?答案就是节奏,这是步行的内在属性。用来保持节奏的节拍器,就是一个倒置的钟摆,指针左右摆动。可以把人的两足行走看作"颠倒的双钟摆",每走一步是身体在僵直的腿上的摆动。[12] 在行走过程中,总会有一只脚待在地面上,而跑步时两只脚可以同时离开地面。行走是大脑自上而下的控制,腿脚自下而上的输入,以及在中间的节奏控制系统 CPG 三者完美的配合。[13] 钟表上的钟摆就是一种模式发生器:前后摆动,可靠且可预测,形成可掌握的节奏,用来驱动钟表。一个 CPG 就是一个神经系统的环路,形成规律的节奏运动模式。呼吸、推动食物通过肠道的缓慢而稳定的蠕动波、心跳,都是 CPG。

脊髓中的 CPG 表明,大脑实际上没有控制身体活动的细枝末节。没头的鸡能到处乱跑，没头的乌龟也能在水里游一会儿。当然，最终它们会因为心脏停搏、流血过多停下来，但是这证明节奏运动是由大脑下一级的脊髓控制的。CPG 的存在，或许能够帮助治疗脊髓受伤引起的瘫痪 —— 如果可以绕过受伤的位置形成新的神经电路。

稳定的节奏运动是行走的核心，另一个关键输入是让人在不持续关注双脚本身的前提下行走的系统。大脑如何知道脚在哪儿，接着把它们放到地面上支撑人的身体？我们接下来会看到，大脑拥有一个感知外延空间的敏锐感官，一个"认知地图"为我们导航，但是它还有一个感知身体活动的敏锐感官。大脑有"体外感受器"（通过视觉和听觉处理外部世界的信息）和"体内感受器"（处理饥渴、内部器官疼痛等信息），还有一个高度发达的感官感受我们脚踝、膝盖和髋关节的位置，以及来自肌肉和韧带的信号，这就是我们的"第六感"——本体感觉[14]。许多童年游戏和神经科学测试都在测验我们的本体感觉。其中最简单的就是闭上眼睛用指尖摸鼻子，误差不会超过 1 厘米。还有一个是摸黑或闭上眼睛在一个无障碍的环境中行走，这再直接不过了。最后，睁开眼睛一条腿站立，然后闭上眼睛重复这个动作。在努力维持直立姿势的过程中，我们就会强烈感受到视觉输入与关节感觉密不可分的关系。最后一项实验展示了视觉与本体感觉如何共同保持直立姿势。

我们通常睁着眼睛走路，本体感觉信息和视觉信息（光流）毫不费力地结合起来，让我们能够正常行走于直观世界。毕竟，我们很少倒着走路。向前走的时候，我们感觉到世界在向后移动，这被称为"扩张"流；而倒退走的时候，我们感觉世界向前移动，就是"收缩"流。地平线随着人的后退而缩小，随着人的向前而扩大。我们的光流体验，是否在我们从爬行转变为直立行走、头部和眼睛方向改变的时候发生变化？实验心理学家白井述（Nobu Shirai）和伊村知子（Tomoku Imura）进行了一项针对此问题的重要研究，结果表明：更擅长行走的幼儿更喜欢扩张流刺激，这种偏好随着幼儿的成长而加强。[15] 这很合理。就独立行走的发育而言，幼儿认为扩张流更有趣和回报更高是对环境的适应。

研究还发现，把婴儿放在学步车中，他们的光流体验与正常学会行走的婴儿不同。他们会向下踢腿，一般会把自己向后推，所以他们在早期的移动中感受到的是收缩流而不是扩张流。另一些研究显示，长时间使用学步车的婴儿，比正常爬行，然后从爬行过渡到行走的婴儿更慢学会走路。[16] 此外，一个更广泛的发育问题是学习行走是否带来其他更关键的心理转变，尤其是幼儿与他人的互动。行走不是一项个人成就，就其核心而言，行走是社会背景下演化的功能，需要在小家庭和更大的群体中进行互动。

我们知道，行走带来认知的移动性，但是这些发现也表明，行走能改变幼儿社会交往的性质。能够独立、自发、自主地用双脚行走，对我们的运动能力发展、认知发展、社会发展同等重要。逐渐学会行走，可以说精妙地改变了人类心理功能的方方面面，使幼儿学会找到家、花园、街道、学校和操场的方位。他们主要用双脚进行探索，不需要具体的培训或指导。

他们知道自己在哪儿、接着要去哪儿。他们如何了解自己的世界？儿童（也包括成人）脑中有类似 GPS 的东西吗？动物也有吗？下一章我会讲述大脑在行走过程中如何绘制世界的地图。

# 第四章

# 如何行走：去哪儿

让我把时间拨回几年，那时我刚搬到妙不可言、让人着迷、整洁宽敞、错综复杂、多中心和多语言的伦敦。我才开始了解这座城市。那时不是所有人都有手机。我约了朋友泰德在海格特地铁站附近碰面，一起去海格特山散步，顺便看看公墓。我在斯特雷特姆上车，接着转乘北线到海格特站。我等了一会儿，但泰德没出现，我也联系不上他。于是，我决定走回家。那是一个晴朗又美好的周日下午。我没有带城市指南，只能借助街道标识和航位推算法。大约18千米的距离，途中会穿过泰晤士河，大概会花3小时45分钟，我能回到家吗？

航位推算法是根据你从某个已知固定点移动的速度和方向，推算下一时刻位置的方法，水手和领航员从远古时期就开始使用它。蚂蚁、信鸽、人类，以及其他物种都会用。生物学称之为"路径整合"，如果持续追踪自己的移动速度和方向，这种方法让你既能走向目的地，也可以回到出发点。[1]但是，这并非完美无瑕的过程，有时会出错。

我知道自己要往山下走，这样能帮助我认路。我从海格特走到了查令十字街，逛了几家二手书店，向南走到皮姆利科，在沃克斯霍尔过河，然后穿过布里克斯顿，前往斯特雷特姆山和斯特雷特姆公地。我两脚发酸，但是兴致勃勃。穿越不熟悉的伦敦，我并没有迷路。为什么？因为我知道大概要往哪个方向走，隐约知道经过的地方，而且我能利用街道标识确定自己的位置。要是在没有路灯、路标，或者卫星导航的黑暗中呢？那我只能完全依靠航位推算法，方位和导航错误会不断累积，除非定期根据环境校正。我可能会在外面游荡很长时间。

路径整合，简单来说，就是从突然漆黑一片的房间走出来——你知道自己的位置和椅子等障碍物的方位。通过推算出口的方向，你很快从以自我为中心的参照系（"我在哪儿"）转换为以环境为中心的参照系（"房间的门在哪儿"）。这需要前庭系统保持身体直立，配合我们的"第六感"（本体感觉）建立并更新空间地图。其中最重要的是你的记忆，因为你必须记住门的位置，那是你的目标，同时避开可能散落在房间中的障碍物。

我们已经讨论了一些巧妙的身体系统如何携手让我们规律、稳定、有节奏地交替迈步，带我们到达目的地。接下来，让我们一起进入大脑深处，探索我们如何找到通往各方的路径、为何迷路，还有如何在脑中呈现外部世界。

我们如何走向各处？常识认为，行走是视觉功能和运动功能的结合。但这一看法忽略了一个显而易见的事实，盲人（甚至是天生的盲人）或视觉受损的人能有目的和方向地行走。即便看不到，他们也能辨别复杂三维空间中的方向，在复杂环境中找到路，还能回到出发点。视觉功能完好的人蒙上眼睛，也能做到。

上班路上，我经常遇见视障人士（一般拄着拐杖）搭乘公交车或地铁前往都柏林市中心。我一直很钦佩他们。这些基本没有视觉的人，如何凭借极少的技术辅助走完复杂的路程呢？人行道上下沉的过路点，经过改造的路面和路口的声音都是能帮助他们的环境信号。只有对视力正常的人和视障人士进行复杂的实验，才能充分揭示如何完成这种非视觉寻路。

一些实验让视力正常的人蒙上眼睛走过一条复杂路线，然后让他们回到起点，有时会经过一条特殊路径。可以用一些手段让实验更复杂，比如不同方向发出声音、路面变化、让身体转圈干扰前庭系统等。最后一项或许是最关键的，因为假如没有前庭系统提供稳定感和方向感，我们可能无法完成回到原点的简单任务。空间世界本质上是可视的，这种感觉欺骗了我们。实际上，就大脑而言，视觉只是我们了解世界的一种感觉，虽然重要，但并非唯一的。黑暗中，在熟悉和不熟悉的环境中我们都能找到出路，就证明了这一点。空间感觉（通常又称"认知地图"）是一种"沉默的感觉"，我们通常只有在失去时才意识到它的存在。

在过去几十年中,有许多针对先天或后天失明者空间感觉的研究。这些研究将他们与视力正常、年龄相仿、蒙上眼睛的人做对比。两组都要完成路径整合任务,以检验正常的运动空间能力是否需要视觉。参与者要沿着特定路线或轨迹行走,然后必须原路返回出发点,或者找到回去的捷径。

如果我们认为形成正常空间能力需要视觉,那么我们可以预测视力正常者比后天失明者表现要好,后天失明者比先天失明者表现要好。以上每一组都有不同的视觉经验:视觉正常组有完整的经验;后天失明组有部分或记忆中的经验;而先天失明组完全没有经验。有一项研究颇具启发性,要求这些不同组的参与者绘制、重现或估计短距行动轨迹,可能就是一个转身。在更复杂的实验中,参与者要走过多段路径,然后原路返回,找出回到原点的捷径,或是从某个已知物体的位置推测某处的方位。[2]

研究的发现令人吃惊——在延伸的三维空间学习行走和辨别方向不需要正常视觉。总的来说,以上三组在执行简单任务的时候,表现几乎一模一样。不管是蒙眼的视力正常者,还是后天或先天失明者,所有参与者都能完成短距离行走,以差不多的表现完成重走或是估计任务。对于更复杂的任务,三组的表现也没有太大差别。先天失明者表现略差,但值得注意的是,盲人和视力正常者的结果大体一致。

还有一点,拥有广泛的空间世界经验,对构建可用的认知地图来说必不可少。视觉或许是影响空间感觉的关键因素,但是空间感觉的基础是我们在世间行走的经历，在很大程度上与我们和世界互动的任何单一感官无关。我们的空间感觉只是与视觉、听觉和运动觉有些相像，但是它更为抽象，没那么直接，因为它大体上是建立在其他感觉输入的基础上。它为我们汇集在世间运动的各种可能性，在运动过程中不断提供"是什么"和"在哪里"等所需信息。

不仅如此，即便看不到也能在世间行走，保证了我们能够了解所处环境。大脑中的海马体保存着对世界的认知地图，它接受我们所有感官输入的信息，以及来自运动系统的反馈。虽然我们通常没有意识到空间感觉的真正实力，但它就在那儿，而且在行走时发挥最大效用。空间感觉类似其他感觉的操作系统——电脑屏幕上的文件背后不可见的架构，没有这一架构，就没法运行。

但即便我们现在知道视觉并非在环境中准确移动的必要因素，仅是构成我们空间感觉的一个因素，问题依然存在：我们怎么知道自己身处何地？怎么知道到达目的地的路径？

答案就在加州大学伯克利分校的心理学家爱德华·蔡斯·托尔曼（Edward Chace Tolman）70年前的研究中。托尔曼教授最先提出"认知地图"这一概念，描述大脑创造的抽象环境地图，它让我们能在三维世界中辨别方向。[3] 托尔曼研究大鼠在迷宫中的行为，对名为"潜伏学习"（之所以称之为"潜伏"，是因为大鼠不会马上在行为中外化所学内容）的现象特别感兴趣。托尔曼的研究策略简单，但能揭露真相。他让大鼠在复杂迷宫中游荡，它们不时会在特定位置发现一小块美味的食物，但是只有用特定的动作（如只能左转），经过一条特定路线，才能获得食物。然后他封堵迷宫某些道路，大鼠发现道路不通会怎么做？它们会重复之前获得奖励的一系列动作吗？[4] 尽管现在看起来难以置信，但那时心理学的热门话题，是人类（以及大鼠、小鼠和猴子）是否因为过去行为获得的奖惩形成固定的行为模式。此外，理解和预测行为应当从引发反应的刺激入手。这有时被称为刺激-反应（S-R）行为主义理论。

托尔曼另有想法。他受格式塔理论的影响，后者是20世纪中期心理学发展的一股暗流，关注我们如何在瞬间感知整体的世界，而不是把世界作为需要一点点拼合的部分之种。"整体大于部分之和"，尽管托尔曼不喜欢这句话的英文翻译，但它确实出自德国格式塔心理学家库尔特·科夫卡（Kurt Koffka）。[5] 可以这么说，托尔曼可能猜想大鼠是格式塔理论支持者。他推测，迷宫中跑来跑去的沮丧的大鼠，是从整体感知迷宫的情形的，并且基于过去对迷宫整体属性的经验，做出未来的行动。

如果行为主义者的理论正确，那大鼠会不断尝试之前获得奖励的路径，然后不断被新的障碍困住；如果格式塔理论正确，大鼠很快就会找到通往食物的新路径。实验结果支持后者。托尔曼的大鼠在自由探索迷宫的过程中，偶然且自发地得知迷宫的整体布局——学习、诱导或推断出迷宫的"测量图"。不仅如此，它们还能够用这一地图解决问题。托尔曼认为，大鼠和人类都有"认知地图"，在此基础上构建对广阔的三维空间的理解。

这一看似简单的实验，是理解我们如何在世界确定方向的里程碑。它表明动物（很可能人类也是如此）很快就能建立内在的世界地图，并用它灵活引导实现目标的行为。现在的问题是，地图位于大脑哪个区域？

我们确定方向的核心是知道自己在哪儿，想去哪里，然后去那。不明白这些，我们就会迷路。假设无论去哪儿都带着思想地图，一旦所有标志都不见了，会怎么样？

一项实验就是在研究这个问题。[6] 参与者要在宽广、茂密的森林或撒哈拉沙漠中行走，他们的任务很简单：保持直线行走几个小时。一些人在白天走，另一些人则在晚上。所有参与者都佩戴GPS追踪设备。当行走过程中有大雾或是厚厚的云层遮蔽时，被试者没有可靠的视觉线索，会经常左转或右转，最终穿过之前走过的道路。在明亮的日光下，他们有时会偏离直线路径，但是既不会自动转圈，也不会重复穿越原有路径。在月光下的结果一样。换句话说，凭借天空中太阳或月亮这样巨大且稳定的视觉线索，他们能够相对持续地保持直线行走，并与太阳或月亮保持相对恒定的角度。

在接下来的实验中，参与者被蒙住眼睛，在一处机场进行测试。没有外部视觉信号的持续输入，就无法调整路径，所以走了大概100米之后，他们就开始绕圈，圆圈的直径大约为20米。结果很明显，人类的内部方向感觉，在短短几十米内可以正常运行，但对于更长的距离，若没有固定的线索调整位置，人会毫无意外地偏离直线，最终往往会绕圈走。

我们可以用虚拟现实——实验心理学和神经科学最新的得力助手——来研究这种导航错误的产生过程。虚拟现实能帮助我们建立复杂的虚拟城市，然后让参与者在其中穿行，以观察错误的产生。这些错误源于我们的认知地图（我们观察世界的"大脑之眼"）和现实（无情的真实世界）之间的差距。

要到达我们想去的地方，两个预测至关重要：一个是到终点的预计直线距离，另一个是预计地面距离。因为有障碍物，后者比前者更长。即便是最直接的目的地，也多少会绕路，直走一段之后往往会向左或向右转。

最近，科学家开始一项实验，研究我们对去某处的时间、距离，以及两者综合的估计是否存在偏差。[7]他们创造了一座虚拟城市，让参与者扮演比萨外卖员，以 35 千米／小时的速度匀速前往目的地，有些可以不绕路直接到达，有些需要绕行。最简单的是只转一个弯的 L 形路线，复杂的是 U 形，外卖员几乎要绕回起点。总的来说，参与者总是低估到达目的地的时间，高估路程的直线距离。这证实了"用不了多久就能到达"的谬论的存在。我们低估时间源自弄错距离，而后者是因为我们低估了途经路线的复杂程度。

尽管会以各种方式迷路，我们也有惊人的导航能力。到底是什么内在能力让我们找到正确的方向？这种满足感我们都不陌生：尽管我们不知道确切路线，但仅凭路标、标志和难以言喻的直觉就能发现线索，快速到达目的地；回到阔别多年的地方，发现我们还能自由穿行。这是怎么实现的呢？实际上，是大脑内在的"GPS"系统在发挥作用，接下来我们来聊一聊科学家对这个系统的惊人发现。

不过，还有一个帮我们找到路线的因素，就是人类善于反思过去，想象各种可能的未来——大概只有人类拥有这种能力。大脑的"GPS"利用这一点，让我们通过回忆或想象各种未来进行精神旅行，这是时间地图，而不是空间地图，但同样重要。大脑这部分系统受损的人，通常没法回忆过去，很难记住刚刚发生的事情，也不能想象未来。已故的失忆症研究先驱苏珊娜·科金（Suzanne Corkin）这样文雅地描述这一症状：他们的生活只有"永恒现在时"。[8]

感觉时间流逝不仅关乎我们的记忆，还影响我们的想象力。有趣的是，对于"永恒现在时"的生活，失忆症患者没有表现出巨大的失落感，尽管在我们其他人看来，那像是炼狱。几乎可以这么说，这些失忆的人失去了个人的时间线和想象中的未来，但同时也重新调整他们的世界观。这表明，任何人生重大事件带来的痛苦经历（比如失去一位至亲），并非完全源自当下的失去，而是部分来自失去的人在我们所想象的未来缺席。

除了模拟各种未来和过去，我们还能模拟到达目的地的不同路线和途径。我们如何展开丰富的、想象中的精神生活的关键，或许部分在于大脑某些区域的活动，这些区域能预先规划和支持在现实世界中确定方向，但并不直接参与执行。比如，海马体并不直接控制我们的腿部运动，但是它能绘制世界的地图，让大脑的另一些区域直接指挥腿部运动，带我们去想去的地方。

为了帮助我们了解接下来要描述的大脑的各个角落，我们要先想象大脑的解剖结构。方法很简单，右手握拳，然后弯曲手肘，举起右手，接着把左手覆盖在右拳上，左手大拇指指向右边。此时，右手腕和右前臂相当于脊髓，握紧的拳头就是丘脑，左手就是新皮质。（这只是一个粗略的形象，实际上人的大脑有两个几乎一模一样的镜像。）此外，右手大拇指就是我们反复提到的结构——左侧海马体（大脑有两个这样的结构），不过一般情况下它们会被大脑组织覆盖。它的位置大约是从耳朵后面延伸到太阳穴。大脑的空间认知系统大致包括丘脑的一部分（也就是被左手覆盖的右手指节）、海马体，以及左手指节和手指代表的各种皮质结构。

这些区域的功能，可以用各种方法探查。最早的方法源自意外，这对科学家来说是好事，对病人则不然。一些病人因为中风、脑瘤、感染导致大脑部分受损，受到医生的关注。他们也可能是因为摔倒或外物刺进头部导致脑部受伤。更为罕见的是，有的人大脑有一整个区域因为某种原因没有发育。他们就是所谓的"缺如"患者，为研究大脑特定区域的功能提供了重要线索。

很少有某位患者大脑的受损部位仅限于某个特定区域，而这个区域只有某方面功能。但通过整理特定受伤类型的患者资料，就能确定大脑各个区域的具体功能。后来出现了别的方法，包括一系列大脑成像技术，以及脑部潜在电流活动测量技术（特别是脑电图）。将这些技术与心理学的实验方法结合，就形成一门新的学科——认知神经科学，即尝试绘制大脑区域和网络具体心理功能的学科。

一位名字缩写为 HM 的著名病患，幼年时期经历了一场车祸，引发严重的癫痫。癫痫的发作点位于大脑两半球的海马体，它们在 1953 年被手术切除。他的主治医师威廉·斯科维尔（William Scoville）坦承，这场手术就是一项实验。结果 HM 的癫痫症状消失了，但是留下严重的后遗症——无法治愈的永久失忆症。他的故事经常被提起，所以这里不再赘述。但是有一个问题不容忽视。手术之后，HM 出现了严重的地形失认，他很容易迷路，而且无法习得新环境的路线。所有我们熟悉的了解世界的方式，对他来说都不可能使用。

我们需要海马体确定自己的空间位置，而且我们接下来会看到，行走或自主活动会通过引发大脑中稳定和重复的电节律，激活海马体。在大鼠体内，我们观察到的这种节律被称为 θ 节律，步行激发的 θ 节律是空间学习的必要条件。运动对于构建我们对世界的认识至关重要，而运动的最佳方式就是身体运动。行走又是其中最棒的一种，因为行走的时间尺度就是我们演化的结果，在行走中最容易从环境中获取信息。

θ 节律是主动运动过程中重要且有趣的生物特征，至少在大鼠的海马体中如此。很早就有人预测，既然能在移动的大鼠脑中观察到 θ 节律，那么人类大脑中也存在。[9] 不过类似实验无法在人类身上进行，直到特殊神经外科手术的出现。标准方法是在人类头皮中记录脑电图信号，但是海马体的位置决定了检测这里的 θ 节律非常困难。它可能就存在于大脑某处，但是在它出现的时候找到它并非易事。

不过，最新一代微型化神经生理记录系统做到了。它在病人大脑中植入电极棒,对他们的癫痫手术进行评估。[10] 研究证实,θ节律确实存在,并且实际上与在自由移动和探索的大鼠体内发现的几乎没有不同。人类和其他测试的哺乳动物一样,在环境中行走时海马体产生θ节律。换句话说,θ节律是动物界普遍存在的现象,是各个物种共同的信号,表明大脑正在环境中积极地探索和移动。

由于大脑不同区域的联合临时组织肌群运动,我们才能行走。接下来,我们一起探索大鼠如何在迷宫中行走,如何绘制认知地图。在此过程中,它们的大脑在干吗呢?

因为对托尔曼认知地图的痴迷,神经科学家约翰·奥基夫(John O'Keefe)在伦敦大学学院开展实验,颠覆了我们对大脑类 GPS 系统的认识。他把微电极植入大鼠的海马体,记录大鼠在简单的迷宫中寻找食物的过程中脑细胞发出的电信号。[11] 单个脑细胞发射的电信号非常微弱,需要放大 1 万倍才能被检测到。信号一般由计算机采集,通过扬声器播放,同时摄像机追踪大鼠的位置。接着进行数据处理,结合细胞被激活的位置和大鼠在迷宫中的位置绘制复合行为地图。

扬声器里传出特别的脑细胞的声音(网上能找到很多这种录音),一些听起来像愤怒的蜜蜂,"嗡嗡—嗡嗡嗡—嗡嗡嗡嗡—嗡嗡—嗡嗡";另一些则像垂死的马蜂,"呼呼呼嗡嗡嗡嗡嗡嗡嗡嗡呼呼呼";接着陷入沉寂,然后又突然响起。聆听这些持续不断的神经元对话，让人冷静下来，甚至开始欣赏。你知道，此时电极尖端的一个脑细胞正在同它的远近邻居聊天，这是一种特殊的经历——特殊的聆听——来自通常无法进入的黑暗寂静的大脑深处。解码这些声音和信号，就能从每个细胞与神经元的角度理解大脑的功能。

奥基夫的惊人发现使他获得诺贝尔奖。他发现海马体中的单个细胞大部分时间都是沉默的，只有当大鼠探索迷宫某个特定区域的时候才活跃起来。这些细胞在一个特定地点释放信号——你在何处，而不是你在做什么，是它们的兴趣所在。大鼠走到迷宫的某个区域，然后一个沉默的细胞活跃起来。如果大鼠一直在相同位置，这个细胞就会持续发放，把位置信号传递给其他临近的细胞。同时用几个电极记录海马体细胞的活动，就像在玩"打地鼠"的游戏：在大鼠行走过程中，一个细胞陷入沉默，而另一个开始活跃，以此类推。海马体活动的完整图景覆盖了相关的整个环境，而行走是关键（如果把大鼠放在拖车里拖动，则海马体的活动锐减）。

通过植入人类大脑的微电极，我们发现人类也有位置细胞。[12] 它们在认知地图中的核心地位，终于得到认可。这些细胞告诉我们身处世界何处，并且在我们行走的过程中表现最好，获取最多的信息。

位置细胞有时还能记录大鼠选择的道路。大鼠实验中，位置细胞的活动通常被记录在"放射迷宫"——一个有中枢的实验装置，大鼠要走到迷宫通道的尽头获取食物颗粒。此时位置细胞有了方向偏好，它们会在某个方向释放信号，在另一个方向则不会。我们迷路的问题，不管是爬山还是在陌生的城镇，可能部分是我们一直朝着同一方向行走，而位置细胞只会在一个方向释放信号。当我们意识到自己迷路，其实就是海马体的位置细胞没有一直给出反馈。

我们还能在大脑成像实验中观察到位置细胞的活动，在探索虚拟迷宫的过程中，海马体变得非常活跃。[13] 对导航和探索过程中大脑成像的早期实验依赖的技术出人意料：拥有丰富视觉体验的三维射击游戏的开发。比如《雇佣兵》和《毁灭战士》，需要玩家在复杂地形上长时间行进，经常有意调暗画面，设置死胡同等障碍。幸运的是，这些游戏能让我们深入研究走出复杂迷宫所需的导航能力和潜伏学习。偶尔被杀的现实感，会唤起人类在几千年前追踪野兽的记忆……实验中，被试者躺在fMRI扫描仪里，玩上述游戏的简化版。接着记录大脑不同区域的活动，在以海马体为中心的关联区域的网络总会检测到信号。

奥基夫最初对位置细胞的描述，在当时一定近乎神奇：这里是大脑深处的一些细胞，我们可以实时记录、聆听、观察它们的活动。奥基夫实验的时候，世界上没有几家实验室能够记录行为中的动物或人类单个脑细胞的活动，通常都是对深度麻醉的动物进行实验。有几年奥基夫的研究被善意地冷落和忽视了。但是，慢慢地，其他科学家被他提出的证据吸引，追随他继续研究。

纽约的小詹姆斯·B. 兰克（James B. Ranck Jr.）就是其中一位。他也记录了海马体的活动，但是没有发现位置细胞的存在，因为他的实验局限在一个盒子里，大鼠能探索和行走的空间较小。[14] 然而兰克有一个惊人发现，他描述了被命名为"头部朝向细胞"的神经元。[15] 这些细胞位于大脑另一区域，背侧前下托，它与海马体相邻，但从解剖学角度来说并不是它的一部分。头部朝向细胞发出信号，像指南针一样传递大鼠头部位置信息。头部朝向细胞和位置细胞一样，与身体行为无关，激活状态取决于动物的方向，而不是头部的旋转或横向运动。它们对你做什么没兴趣，只关注你在环境中的朝向。

我们终于开始拼凑大脑认知地图的各个要素：位置细胞编码你在环境中身处何方；头部朝向细胞编码你在环境中的方向。换句话说，有两大类脑细胞直接参与了解你的位置和去向。此外，从 21 世纪初至今，科学家又在可被称为扩展的海马体系统中发现了不同种类的细胞。比如，挪威科学家爱德华·莫泽（Edvard Moser）和迈-布里特·莫泽（May-Britt Moser）在内嗅皮层发现了"网格细胞"。这解开了长久以来困扰人们的难题：大脑如何知晓空间的大小——至少在短距离内，内嗅皮层的网格细胞为大脑提供编码距离的度量。奥基夫和两位莫泽因对大脑定位系统的研究被授予诺贝尔奖。[16]

现在我们知道，大脑的定位系统分散在大脑内部多个相互连接的区域。此外，还有许多其他类型的细胞帮助我们形成空间感觉。位置细胞记录位置；头部朝向细胞记录行进方向；位于下托、丘脑前核和屏状核的边界细胞标识环境的界限；网格细胞提供空间度量。除了这些核心要素，其他细胞还能指示与物体之间的距离、头部和身体的移动速度，以及身体相对直立的位置。所以，如今我们对认知地图的了解变得越发复杂。近年来，又发现了很多细胞类型。一项研究综述指出，大脑内部至少有9个独立的区域分布着头部朝向细胞。[17] 此外，大脑还有环境外缘的多种表征，在动物接近不可逾越的边界（无法跨越的竖直墙壁或陡坡）时细胞才释放信号。[18]

我自己的研究重点关注一些细胞，它们发出信号，指示移动中的方向、迷宫边界的位置和固定物体的存在。我们在大脑的两个不同区域发现了边界细胞（指示边界）：一个是丘脑嘴侧网状核，它与海马体广泛连接；另一个是屏状核，朝向大脑前侧的一层薄薄的神秘组织。[19] 我们还发现了会对环境中的物体反应的细胞，它们综合视觉、触觉和位置等信息来源，编码特定物体的信息，是"多感官"细胞。还有一些细胞对大鼠可能会到达的目的地有反应，在大鼠靠近迷宫中的食物奖赏时释放信号。

大脑中的定位网络促成了身体协调的方向性运动，也就是我们所说的行走。差异很大的物种的大脑都有定位系统，这是演化的保守。这些发现不仅拓展了我们对大脑的认识，还促进了"符合生物学的"机器人的发展，它用类似生物大脑的方式解决导航问题。生物大脑的导航、地图绘制和记忆系统相互交织，宛如一体。走去某处，依赖大脑的导航系统；反过来，又为大脑的地图绘制和导航系统提供源源不断的大量信息。它们是相互支持和促进的系统。

现在尚未明确的是，是否仍有大量其他细胞等待神经"制图员"的发现。我们已在大脑的9个区域发现头部朝向细胞，仅在3个区域发现位置细胞，在2个区域发现网格细胞。目前还没有好的理论解释为什么大脑要在这么多不同的区域编码方向信息。我个人的观点是，脑科学没有充分认识到头部朝向信号的重要性，而我们还没有充分发掘头部朝向在持续认知中发挥的微妙作用。观察大鼠在环境中玩耍、觅食和闲逛，就会发现它们的头会持续地移动。它们正在进行的活动，或许可以看作在不断搜集周围的信息。

那人类头部又是如何？我们的头部非常灵活，眼睛能独立活动。花些时间观察人类的互动就能发现，我们的头部不断改变方向，眼睛也在移动，不断探索周围环境。人类和其他灵长类动物都有特别精密的系统控制眼睛的移动，同时不管眼睛位于何处，都能及时关注环境中感兴趣的事物。因此，从这个角度看，就不难理解为何编码头部朝向的信号如此之多。头部朝向细胞之所以在大脑中广泛分布，可能就是为了实现眼睛的快速移动，进而是头部本身的移动，朝向或远离感兴趣的事物，快速做出判断。

奥基夫及其追随者的研究，为大脑如何编码空间中的三维位置信息提供了一个深刻且合理的科学解释。首先，大脑确实拥有一个类似 GPS 的定位系统，编码你在世界的位置而与你在空间中的行为无关，让动物和人类解决对于生存来说至关重要的问题：找到并记住安全的栖息处，或者可靠的食物来源。这个系统由行走或奔跑等运动激活，除支持身体的空间旅行外，也用于实现人的精神时间旅行。甚至，它能够解决环境中的捕食者带来的问题。在探索过程中，因为"潜伏学习"，你会知道可能的藏身地及其边界。为了不变成别人的食物，你还学会了快速有效利用上述信息。

　　到目前为止，我们的行走旅程让我们知道了自己是如何找到路径，如何迷失方向，又是如何在大脑内部建立我们的世界地图的。我们的世界逐渐城市化，而且很复杂。城市空间是一个人工的世界，与我们演化的自然世界截然不同。大部分人类，如今生活并行走在建筑环境中——村庄、市镇，尤其是城市。现在让我们走进城市的街道，看看它如何改变了我们的行走。

## 第五章

## 城市行走

漫步是了解一座城市的最佳方式。在驾驶或乘车过程中，你无法感受城市的情绪，而行走能让你了解城市生活的所有尘埃和荣光：气味、景象、人行道上的脚步声、人与人的摩肩接踵、街灯闪烁，还有行人的只言片语。

对一座美好城市的热爱，并非我的个人癖好。文学史上最有名的城市漫步者当属夏尔·波德莱尔笔下的浪荡子（Flâneur）——一个四处游荡的人，观察并记录19世纪的巴黎。当然，我们的城市如今已经发生了翻天覆地的变化：繁忙的交通占据了城市，浪荡子只得在十字路口的人行道等待通行的绿灯。但更明显的是，世上超过一半的人口都居住在城市，而且这个趋势估计只会继续加剧。联合国最新的预测估计，世界人口在未来30年会增加29亿，到21世纪末可能再增加30亿。2050年，人类很可能就变成城市生物，80%~90%的人居住在城镇。

那么，这种剧烈的城市化进程，对我们城市漫步的能力有什么影响？在城市环境中步行是否感觉轻松？城市行走有什么真实体验？城市行走与乡野漫步截然不同。徒步登山的时候，你会循着好几代人留下的数不清的脚印前进，这不可能发生在现代城镇。在这里我们步行所到之处和我们脚下的地面，不是之前人类自然活动留下的印迹，而是有意为之的工程设计。人行道的质地和设计各有不同，有的是现浇和模压混凝土，有的是大块石板。要有人坐下来思考、设计，并以一定方式安装它们，这些材料才有可能为我们的行走环境增添美感。是否应该把人行道做成防滑表面，保证霜冻天气的行走安全？是否需要提供一些弹性缓冲，便于行走或增加阻力？还有，铺设人行道需要经费，这意味着适当征税和拨款。

然而，我们看过太多城市，规划者只管安排车流，城市的行走功能被抛在脑后。工程师们好像要把我们的生活限制在盒子里——移动的盒子（汽车）和静止的盒子（建筑物），行走不过是盒子之间的短暂移动。从某些角度来说，这也没错。我们确实大部分时间都在汽车、火车、房子里，接受新鲜空气和自然光照的时间相对较少。很少接触自然，也是我们建筑环境设计的自然结果，除非我们有意扭转这一切。

行人被规划者赶到自然移动受限的交叉点，于是他们通常会背离建成的道路，开辟自己的路径。这些小道或近路，用建筑设计师安德鲁·弗曼（Andrew Furman）的话说，就是"愿望路径"，这也是作家罗伯特·麦克法兰（Robert Macfarlane）笔下的"自由意志之路"。麦克法兰写道，这些"是行人的意愿和脚步随时间筑成的道路，尤其是那些与规划或设计意愿相左的路径"。[1]

我们还在学习城市化的经验，以及它对我们生活各方面的影响。而且目前的城市设计仍被建筑师和城市规划师垄断，神经科学家或心理学家无从插手。这真令人遗憾和惋惜，因为心理学和神经科学能让城市设计更科学和人性化——提升城市的宜居性和行走功能。在本章我们就会看到，这一点至关重要。充分且恰当地考虑行人的需求，会让城市的生活和工作更具吸引力。丘吉尔有句名言："我们塑造建筑，它们也塑造我们。"[2] 同样，我们先建造城市，然后城市塑造我们。把这个比喻再延伸一下，城市指引我们行走，因为无论如何，我们创造的城市决定了我们行走城市的方式。

城市中蕴含了无数行走的可能性，我们只需要发挥想象，运用城市规划师、心理学家和神经科学家的专长去满足行人的需要，然后将科学、想象力和论证融入政策，进而转变成美丽、有趣的街道，让人感到放松、新鲜和安心。十字路口的设计、街道设施、人行道的质地与类型、私家车和公交车的存在，这些都会支持或阻碍我们在城市中的行走。

有的城市，有一种通畅而流动的特质，漫步其中，倍感愉悦。有的城市则让人别扭、不适、疲惫，甚至充满危险。我们如何设计行走环境，尤其在对比两个城市环境的时候，一个有用的工具就是"可步行性指数"（walkability index）[3]。有多种方式设计指数，但简单来说，它应当反映出与其他交通方式相比，居民通过步行完成日常生活各种事项的难易程度。

对于一个适于行走的城市，人踏出家门或酒店大堂，步行几分钟就能找到各种生活必需设施。在天气条件好的情况下，能够走路往返当地餐厅或学校。在可步行性高的环境中，你能尽量用双脚完成日常活动，不需要开车。有的城市或城市的某些区域，这一优势特别突出。意大利的博洛尼亚，就是一座行走之城，著名作家翁贝托·埃科这么描述它："充满纹理，没有冗余……一座公共空间构成的城市，到处是拱廊、酒吧和商店，在这里视线都被店面、咖啡馆的桌子，还有其他人的眼睛所吸引。"[4]

另一个极端是极度依赖汽车的城市，做什么事都需要开车。一项针对多个城市的调查显示，城市的可步行性越高，城市的活动不平等指数（衡量城市居民步数差异的指数，类似于收入不平等指数——人口收入差异程度）就越低，同时也对应较低的城市总体人口肥胖度。[5]一项美国州内对比研究恰好说明这一点。加州的三个城市（旧金山、圣何塞和弗里蒙特）气候相近，收入水平相当，人口组成类似。旧金山的可步行性高于其他两个城市，活动不平等指数最低。毫无疑问，纽约、波士顿和旧金山是美国最适宜行走的城市，相应地，它们的平均步数最高，平均肥胖度最低。当然，反过来，最不适合行走的城市人口肥胖度最高。

"对最好的城市最有效的指标是可步行性。"享誉世界的城市规划师杰夫·斯佩克（Jeff Speck）如是说。[6]而斯佩克认为，城市中最好的行走，必须有用、安全、舒适、有趣。斯佩克说，为使行走发挥作用，"让日常生活的方方面面都近在咫尺，步行就能轻松到达"。行走要安全,这毫无疑问,不过有时也会被忽略。行人不应受到快速通过的车辆的威胁,应当在城市建设者的心中享有与车辆交通同等的地位。(你能想象,我们对城市中的步行与车行投入同样的资金吗?)行走还要舒适,这里斯佩克提出一个绝妙想法:城市规划和设计者应当把街道看作"户外客厅"。我们这些城市的使用者和行人,应当拥有宜人的街景,享受娱乐、休憩、放松和消遣等功能。最后,步行应当而且必须有趣。斯佩克认为,街道上应该建造平易近人且人文丰富的独特建筑,这样步行才会有趣。

绿地是城市中最显著的,常常也是最有乐趣的步行空间,满足上述四点要求,如伦敦的海德公园、都柏林的凤凰公园、纽约的中央公园、巴黎的卢森堡公园、班加罗尔的库本公园和罗马的博尔盖塞别墅等。还有比这些绿地更适于行走的城市空间吗?然而城市化是一条不归路,大家普遍而合理的担心是,城市发展已经在侵蚀传统的城市绿地,也就是说减轻城市热岛效应的树木和绿篱在不断减少。西欧的大公园城市文化经历了好几个世纪的发展,躲过了饥荒、瘟疫和战争,它们还能经受住混凝土和柏油的威胁吗?

对总人口达 1.71 亿的 366 座欧洲城市绿地的调查显示,各地可用绿地数量差距极大。[7] 在意大利的雷焦卡拉布里亚,绿地只占城市空间的 2%;而在西班牙的费罗尔,绿地占城市空间的 46%。这一差距是因为一些城市在绿地上扩张,还是因为绿地有"黏性",一旦变成绿地就不再改变?此项研究发现,似乎是提高空间使用集约度(在现有空间中建设),而不是建造更多建筑（扩大建筑空间），让绿地在人口发生变化的时候可以保持相对稳定。这是个好消息，因为与自然亲密接触对我们的精神健康大有裨益。然而随着城市人口的增加，人均可用绿地面积必然会减少。

除了大规模迁移到城市，人口结构最重要的变化就是老龄化。总体而言，人类的寿命比历史上任何时期都要长。世界人口现在的平均寿命是 71.5 岁，罗马帝国时期人们只能活短短 25 年。[8] 多数老龄人口，希望或者不得不居住在城市里。但这样是否安全？我们的身体和大脑会老化，步行和反应速度都会减慢。老龄化带来的生理和心理衰弱，是城镇设计不得不面对的问题。步入老年的人们，会发现自己没法快速穿过马路，或者不能走到商店，可能还需要助行器或其他辅助技术。一点点设计缺陷，就可能阻碍他们行走。比如，人行道在路口没有降低，他们就很难穿过马路和街道。那时我们会发现，我们让一代人及他们的后代困在家里，失去自主性、个人尊严，进而失去个体和社会群体的幸福。

英国开展过一项重要研究，对 3145 名年龄在 65 岁以上且行走缓慢的老人进行步行速度障碍测试，调查他们在衰老过程中是否很难或完全无法完成像在红绿灯路口过马路这样简单的任务。[9] 研究发现，84% 的男性和 94% 的女性有步行障碍。十字路口的设计通常适合 1.2 米 / 秒以上的步行速度，高于大部分接受调查的老人的步行速度。这意味着这些人只能在车流量不大的时候才能安全过马路。老人成为人口年龄构成中最容易发生交通事故的群体，也就不足为奇了。

预计到 2050 年,60 岁以上人口将从总人口的 1/10 升至 1/5(也就是 20 亿人)。[10] 老龄化社会给城市设计提出难题,这一点毫无疑问。但是持续的步行设计调整,哪怕每次只有一点,也能为社会全体和个人带来巨大益处。这能让老人和残疾人的生活更轻松,也能让我们生活更舒适。步行坡道和降低的人行道,不仅能让拄拐杖、坐轮椅或使用其他辅助移动设施的群体受益,也会方便婴儿车里的孩子们。一个更适于行走的城市,就是一个让所有人受益的城市,既显而易见又玄妙莫测:显而易见,因为行走让我们身心更健康;玄妙莫测,因为行走还能激发潜在的创造力和生产力,让我们的社会更丰富多彩。

让我们的城市适于行走,不仅仅是为了让人们在没有车的时候也能轻松出行,还对整个社会有许多积极的、尽管不明显的溢出效应。人口密集却适于行走的城市,能最大限度地减少城市扩张,这样经济和环境都更具可持续性。降低交通成本和时间成本,同时保证了城市居民自由行走。如此,步行本身就能有效维持甚至提升大脑和心脏健康,而且我们之前提过,还能降低肥胖率。城市居民的整体幸福感也将随之提升,犯罪率降低,社会凝聚力更强。

我们一直在努力改善城市环境。150 多年前,我们的城镇街道有极大的公共健康风险。露天的下水道随处可见,室内厕所不仅数量少,而且相隔较远,生活垃圾和废水处理都特别糟糕。那时的应急之举,会让现代的我们瞠目结舌。约翰·盖伊1716年的诗作《琐事,或伦敦街头漫步的艺术》(*Trivia, or The Art of Walking the Streets of London*)就警告我们,在伦敦的窗下经过时,要小心楼上倒便壶,"滴水的拱顶吸收了有害的露水/在此之前屋檐沐浴过烟雾/把水泼到了粗心大意的人身上"。[11]那时一定到处是污水和瘴气,房屋设计上也能看出这一点:家家门口都有刮靴器,至今乔治亚和维多利亚风格的房子还保留着这个设计。[12]

结果就是疫病横行,霍乱和伤寒为害多年,夺取了很多人的生命。查理·狄更斯因为长期失眠,经常在夜里冒险漫步伦敦街头,他在《雾都孤儿》中写道,伦敦的后巷是"伦敦城最肮脏、最古怪和最突出的特征之一"。在《小杜丽》中,他还写道:"一条令人窒息的下水道取代了清新的河水,在城中心涨落。"宽阔伟大的泰晤士河,那时就是一条露天的下水道,毫无生机,污染严重。慢慢地,露天的下水道被封闭,垃圾处理成了城市管理要务。这是最惊人,也是最重要的工程成就,工程师在设计城市的时候去除了看不见但是真实存在的威胁——垃圾和环境中的微小病原体。

没有人会为了减少建设成本,回到下水道污物暴露的危险年代。很多发展中国家都积极发展垃圾无害化处理,但困难不小。他们应对街道秽物的一种常见方式,就是在私人住宅门口脱鞋。城市设计的下一个前沿,当然是在村庄和城镇的综合设计中融入我们认为有益身心健康的要素,这就意味着优先考虑可步行性。融入可步行性,是城市设计的一项进步,而且已被证明能够给城市居民的生活带来一系列显著提升——更健康、更干净、更宜人,而且一定能让我们的城市更有乐趣,让城市生活更健康、快乐。

步行性还改变了城市、市内社区和社区居民的社交属性。假设你刚搬到一座新的城市——一座大面积扩张且缺乏良好公共交通的城市,出行需要开车,城市的交通设计让社会交往的机会变得很少。在车里就意味着人与人面对面交流和偶然搭讪的机会变少,看到另一个人的时候都是隔着车窗的。而在一个人口密集的社区,人们随时都能聊天,在街角、咖啡店、小商店轻松快速地建立社交网络。

除增进社会交往外,适于行走的城市还有一个深刻且重要的作用:促进经济活动。从市中心步行可达的办公空间和商店,其溢价远远超过郊区的综合商业广场。[13] 背后的原因有很多,但其中一个最直接的解释是,与在车里相比,行走的时候更有时间进行个人消费。此外,你的消费会促进当地经济,而花在燃料和买车上的钱会流出当地经济。

换句话说,适于行走的城市有"聚集效应"。可步行性让城市更容易开展商业、社会交往,或者偶然碰面和交流,因为空间上的亲近让上述活动更易发生。经济学家甚至认为,越依赖车辆,经济效益就越低。[14] 这些社会、经济、健康等方面的好处,在我们自然而然行走的时候最容易实现。

总的来说,越大越富裕的城市,特别是经济发展较快的城市,居民的步行速度越快。1974 年,心理学家伯恩斯坦夫妇(Bornstein and Bornstein)在欧洲、亚洲和北美的 15 座城中镇测量行人的步行速度。[15] 他们发现，人们的生活节奏随当地人口规模变化，而与当地文化无关。在不同国家和文化的大城市，行人的步行速度都比较快。在最初的观察之后，他们多次重复这类实验，想要弄明白城市生活是如何改变步行速度的。是不是因为在大城市行走有可能获得更多好处（如餐馆、地铁、公交座位等），所以人们会加快节奏竞争这些好处？地理学家吉姆·沃姆斯利（Jim Walmsley）和加雷思·刘易斯（Gareth Lewis）在1989年提出，"节约时间势在必行，生活变得更匆忙和更焦虑"，因为收入和生活成本都在升高，因此城市居民的时间价值变得更高。[16] 这表明，是资源竞争越发激烈，潜移默化地改变了人们的行为。人们加快行走的步伐，在无意识中与别人争夺相同的资源。

伯恩斯坦夫妇的论文随后被频繁引用，并受到无数赞誉，但是事情还没结束。根据推测，每个城市都应该有具体因素导致人们步行速度的差异。人们往往认为，像在孟买这样人口特别密集的城市，真实行走速度可能偏低，因为与其他行人碰撞的概率很高。同理，另一些地方的行走速度也会很高。再比如，在极冷或极热的城市，人们从车走到室内的速度会非常快，以躲避过高或过低的温度。生物学家彼得·沃茨（Peter Wirtz）和格雷戈尔·里斯（Gregor Ries）则有不同意见，他们认为伯恩斯坦夫妇的结论没有考虑城镇人口的年龄和性别组成。[17] 换句话说，其他条件不变，城市的人口更年轻时，年轻人步行速度比老年人更快。同样，男性平均步速比女性要快，城镇之间任何明显的步速差异或许只是表明城市比小镇和乡村有更多更年轻、走得更快的男性。沃茨和里斯展开一系列研究，选取更多样本，综合性别和年龄因素，得出自己的结论：城市居民的平均步行速度并不比小镇和乡村的人快。

但这不是最终结论，还需经受进一步检验。1999年，史上规模最大的一项生活节奏调查在全球31个国家的最大城市中展开。[18] 该研究调查导致生活节奏出现差异的非人口因素，以及生活节奏对城市居民幸福感的影响。有三个不同的因素可以预测生活节奏：第一，经济活力，即经济增长越快、越活跃，生活节奏可能就越快。第二，城市越炎热，人们行走速度越慢。第三，个人主义文化较盛行的城市比集体主义文化较盛行的城市生活节奏快。

在都柏林、香港和圣萨尔瓦多这些迥异的城市，研究人员测量步行速度（在市中心需要多长时间走完18米的距离）、邮政速度（在邮局买一枚邮票需要多长时间），以及时钟准确性。还有其他公开的数据信息，如气候、经济指标、个人主义程度、人口规模、冠心病、吸烟情况和主观幸福度等，这些综合起来形成了总体生活节奏指数。根据测量，瑞士的生活节奏最快，紧跟其后的是爱尔兰（那时该国正处于长达15年的经济繁荣期），接着是德国和日本（排名前10位的其他国家和地区依次是：意大利、英格兰、瑞典、奥地利、荷兰和中国香港）。墨西哥在整个排名垫底。在全球范围内，日本和西欧的非独联体国家的生活节奏最快，其中爱尔兰的个人行走速度最快。瑞士符合人们对它的印象，时钟准确性排名第一。

但还有一个问题没有完全解决，就是人口数量与人口密度（就其对步速的影响而言）之间的关系。伦敦的牛津圆环在高峰期非常拥挤，因此很难穿行，几个街区之外，则相对宽松。新的智能手机计步器和健康应用程序应该能解决这个问题——可能有一个最佳人口密度值让步行达到最快，而超过这个值，步速就会下降。

我们姑且认定城市的生活速度同人口结构无关，而与经济活力和人口密度有关。那么我们作为个体，从一种像安静的村镇这样的环境到另一种繁忙的城市环境，会不会加快自己的步伐？研究人员表示，这可能与城市现成的经济回报有关。假设我们认定（不一定合理），大脑对付出和回报做出衡量，然后尝试在两者之间取得平衡，以最小的付出获得最大的回报。（也就是我们第二章讨论的大脑演化出的反应机制以平衡懒惰与努力。）这就引出一个问题：大脑如何处理奖赏，尤其是付出多少努力能获得一个结果。比如，街边新开了一家不接受预订的餐馆，你会快速步行到达那里，也许还要走得更快，因为要同其他想要获得同样优先权的人竞争（可能是最好的座位，也可能是仅剩的一桌）。如果你有两个选择，你可能会选择益处更多的那个，至少是付出最少的那个。我们在城市中走得更快，大概是因为城市有许多资源和利益，但是我们必须同其他人竞争。日复一日，我们付出各种努力：不管是获取某物，或是走向某地。看起来，不管为了什么目标努力，消耗的能量会在达到某一峰值之后降低。[19] 神经科学家礼萨·沙德梅赫尔（Reza Shadmehr）让我们想象站在飞机场的到达大厅，搜寻某位旅客。你扫过一张张面孔，看到了要等的人。现在问题来了：你会以更快的速度去迎接同事还是你的孩子？答案显而易见。与孩子相见的内在幸福感大得多，这种幸福感会直接控制你的步行速度，让你努力更快地找到孩子。当有更大幸福感的时候，我们会走得更快，努力和对幸福感的期望就这样结合起来。

理解不同城市步行速度的差异有一个基准：很可能城市丰富的资源让人们更愿意付出努力去获取。同时对利益的竞争也更为激烈：不仅要快速走到新开的餐厅，还要比其他人更早到达。于是，大脑控制努力的系统和评估可能获得的利益的系统形成一种强耦合关系。付出的努力越多，就越有可能获得预期的利益。利益很少，我们行走的速度会变慢，反之亦然。这就是我们在城市中的行为：我们快速行走，以期在地铁上得到一个座位，或是在餐厅里获得一个位置。因为我们在同其他人竞争城市的利益。

在繁忙熙攘的城市里我们争夺利益，其中一个关键的物理障碍，当然是其他人。为了避免碰撞，我们必须快速准确地判断他人的步行速度。当我们三三两两结伴而行的时候，会在毫无意识的情况下自然地与同伴保持步调一致。我们调整步伐，以保持相同步速，与同伴的步速协调。

在城市行走经常会感觉沮丧或愤怒。有人比你走得更快，有人比你走得更慢；有人朝你走来，有人与你擦肩。由此产生的愤怒被心理学家利昂·詹姆斯（Leon James）称为"行走愤怒"。他认为，那些"阻碍其他人行走的人有被动攻击的行走愤怒，而被他们阻碍的人有主动行走愤怒，心胸褊狭、怀着敌意到处走动"。[20] 花点时间观察通勤的行人穿过一群漫无目的的游客，就能发现这种通常独立存在的真实景象：因为身体距离很近，对抗处于可能与不可能的叠加状况。只有我们不断抑制内心的恶意，才能真正拥有社会生活。反之，乘车出行，可以在挡风玻璃后释放无法当面发泄的愤怒。[21]

大部分时候，我们能够用一种隐形力场避免不经意地碰撞或接触他人。我们试图避开他们，他们也在绕开我们。但是我们如何轻松而优雅地穿过拥挤的行人？背后的机制是什么？

预测他人可能的运动路径，需要快速地从他人的运动中搜集信息。信息来源很多。我们会观察别人腿脚的位置和移动速度，以及他们的躯干和肩膀的位置；或者从他们头部的位置和方向，判断他们的视线方向。如果迎面走来的人戴太阳眼镜，或者盯着手持设备，就很难预测他们的行走路径。走在横向移动的人身后，你会很尴尬。当然，他们不知道你的存在，而你只能从后面观察他们肩膀的位置。他们还会根据迎面走来的人调整身体运动，而这个人的眼睛你观察不到，或者完全不知道他的存在。

要验证视线至关重要的假说，就得通过迎面走来的行人测试参与者，行人的视线以系统且可靠的方式改变。可穿戴技术能够轻松完成这项测试，最有用的是虚拟现实眼镜。虚拟人物以各种速度靠近参与者，有的相互注视，有的转移视线（这样参与者就能大概预测迎面走来的人看向哪里）。[22] 此外，结合虚拟现实的大脑成像实验表明，当来者视线给出一个明确的行走方向时，大脑会活跃起来，让身体做好准备调整路线。这个类似导航的小动作需要大脑持续快速地在不同状态之间切换。我们通过观察别人的眼睛，判断他们的视线方向和可能移动的方向。接着为了尽量减少接触，快速调整路线，对方也如法炮制。如果一切顺利，就不会发生尴尬的肩部碰撞，也就不需要对此道歉。

这类实验揭示了哪些大脑网络在此类社会互动中发挥作用。两个截然不同的大脑区域（颞上沟和梭状回）被强烈激活，但是在任务中的激活状态不同。颞上沟是一块大脑组织，大概只有人的小指头那么长，位于头侧，与耳尖同高，在其前侧。梭状回大概在耳朵中心位置的大脑皮层底面，而且也是左右都有。虚拟人物走向参与者，眼睛看向他或是转移视线的时候，参与者大脑右半球的颞上沟十分活跃。两人相互对视的时候，颞上沟极度活跃；而移开视线时，活跃度较低。与之相比，梭状回对相互注视和视线转移的反应大致相同。因此，这表明当迎面走来的人用眼睛传递信息的时候，颞上沟参与社会信息（行走路线）的处理。人类是社会动物，我们相互学习，包括在迷路时如何修正路线。社交活动驱动的认知地图输入，让我们通过分享知识互相学习。从解剖学角度来看，梭状回为海马体提供重要的信息输入。[23] 另一种解读是，梭状回的信息输入是通过他人的存在调整认知地图的途径。[24]

我们行走的自然模式，如之前所说，由脊髓的中枢模式发生器控制。这些发生器不需要大脑监督，就能激发持续的行走。然而，大脑的一个命令信号有时会快速切断中枢模式发生器的运作，传递从其他人眼神中解读出来的运动趋势。主管社会交往的大脑系统会自上而下暂停中枢模式发生器。这一命令信号重新指挥模式发生器活动，可能是让你暂时停下脚步、转动肩膀、侧过身体、移动背包——都是为了避免碰撞。在理想状况下，对面的人可能也是如此，这样，我们就能在人群中相对轻松地行走。

概括地说，有两个互动的移动意识：两个大脑瞬间捕捉到对方的眼睛传递的信息，然后利用这一信息快速预测对方行走的方向。

几年前的一个深夜，我步行穿过火车站的中央大厅。两个人吵吵嚷嚷地打算穿过月台，看上去醉得不轻。我沿着对角线走，其中一个人脱离原来的路线，朝我走来。他挑衅地盯着我，加快脚步，左肩稍稍后移。我知道，他想要在我们相遇的时候用他的肩膀使劲撞向我的左肩。就在我们即将碰上的时候，因为预感到他想用肩膀撞我，我把自己的肩膀挪开。他转了一圈，狼狈地倒在地上。他没想到会这样，因为与大脑预测的不一样。识破他的意图，加上他一直盯着我的眼睛，还歪着肩膀，这些信息综合起来让我避免了一场不愉快的相遇。

这些能力背后是一个精密的神经环路，能快速响应对他人行为意图的预测，而且是在几分之一秒内完成的，同时维持大脑控制的其他关键功能——呼吸、心跳、消化、保持清醒。

我们的大脑社会性极强。我们经常看别人一眼，就能读出他们的想法。我们用许多简单的规则和启发式方法来指导我们在人群中的行为,可能是"离你最近的人做什么,你就做什么",或者是"时刻站在人群中央",又或是"远离一小群人看的方向,只要他们表现出恐惧"。这些规则中任何一条或所有规则,可能是人群中个体行为的强烈信号,并展示个体行为如何凝聚起来形成人群行走的行为模式。

著名的社会心理学家斯坦利·米尔格拉姆(Stanley Milgram)用一个简单的方法测试路人的行为传染力。[25] 他让人们聚在纽约的一个街角,一起抬头看天,然后观察这个简单的行为会不会影响周围的人。结果发现,随着人群扩大,其他人停下来一起看向天空的可能性变大。这里,我们再次观察到社会传染对个人行走轨迹的影响——见风使舵。于是我们停下、观察、采集信息,而且是在无意识的情况下快速完成的。

米尔格拉姆的看天实验,现在可以通过数字图像捕捉技术重现,并完成他梦寐以求的精准分析。实验追踪3325位行人的行走方向和头部朝向,他们处在自然形成的人群中,可能是拥挤的街道,或是热闹的车站大厅。[26] 研究人员安排一组人站在欧洲最繁华的街道——伦敦的牛津街,他们盯着楼上安装的一个摄像机。然后,研究人员观察2822位路人的行为。和米尔格拉姆的发现一样,人群中向上看的人数越多,就越容易吸引别人向上看。超过1/4的路人采取和刺激组相同的注视姿势及方向。这就是真实世界正在活动的移动认知:我们发现一个重要的搜集信息的机会,快速地参与其中,通过一个我们不知道且精密的神经机制的运作模仿别人。

研究人员还发现一个类似悬崖效应的重要现象：两米外的路人不会停下脚步向上看。从背后走近刺激组的路人最有可能停下来向上看。向上看，以及模仿另一个人的行为，并非一个简单的社会服从效应，因为一个向上看的人完全不知道背后有别人也参与其中。我们可以捕捉到路人的视觉注意，通过他们对注视者头后方的位置和朝向的关注，至少能获取其中一部分。

对路人来说，看向天空相对无害，可能是看一只鸟、一扇橱窗、一块建筑装饰。不过，我们的认知地图一定还会考虑其他种类的信息。我们不仅要对意外收获保持警觉，还要将潜在威胁与危险快速融入我们对世界的认知地图。这一点可以通过单独实验验证：让两组人分别用"自然"和"可疑"的方式行动。在自然状态的实验中，人会站60秒，看起来像在等人，地点选在繁忙的车站大厅。在可疑状态的实验中，他们或是绘制车站平面图，或是用固定在腰部的摄像机拍摄车站环境。路人离得越近，就越容易注意到可疑的和自然的人。在火车站中，人们会瞄一眼表现自然的人，然后走开。然而，经过形迹可疑的人，他们会主动转头，仿佛在有意避免冲撞。

人们在行走过程中会快速了解潜在的威胁，调整行走轨迹避开它们。我们对世界的认知地图不是静止不变的：地图中会纳入别人提供的信息，标记可能的威胁和避难处，在我们无意识的情况下以动态方式持续进行。换句话说，在穿行世界的过程中，我们的认知地图为我们提供一种与世界互动的灵活方式。

是什么赋予我们的城市活力和吸引力？城市有哪些优缺点？适宜行走的城市有哪些社会特征？尽管有许多弊端，城市的哪些特点吸引人居住其中？人群涌入拥挤的城市，形成社交密度。城市确实改变了你，而你甚至没有察觉。居住在城市，你的生活、你思考未来与过去的方式都会改变。更激烈的资源竞争会潜移默化地改变你的行为，甚至行走节奏都变了。人们离开城市，享受慢节奏生活，走进城市就准备变得活跃起来。

我多次漫步于意大利的城镇，享受那儿美好的散步传统（passeggiata）——夜晚沿街散步，跟邻居和朋友寒暄。这种散步的习惯集合了城市行走的各种好处，只要我们的城市是为了这个目的而建的，这种习惯就很容易养成。这里给我们的城市设计者提供一个缩写词语"EASE"供参考。让我们的城市便于行走（easy）、畅通无阻（accessible）、人人都感到安全（safe）和愉悦（enjoyable），这样我们才能延续散步的传统。建设或改造我们的城市，让它变得适于行走，方法很简单，只要我们开始行动。

# 第六章

# 治疗身体和大脑

周游世界,是人类经历的重要一环。移动,尤其是大量频繁的行走,对身体和大脑都有好处,甚至可以说特别好。不过在这一章,我打算跳出这些简单且相对没有争议的观点,研究更多行走潜在的好处——行走如何影响情绪、心理健康和大脑功能。定期散步的人(包括我自己在内)都有这种感觉:如果不能散步,哪怕只有几天,也会感觉浑身无力、疲惫不堪,情绪常常陷入低谷。自我疗愈的方式很简单——出去好好走一圈。不仅如此,现在还有一门新兴学科做过研究,它还指出散步——尤其是常在自然中有规律地散步——真的能让我们感觉更好。在狂风大作、阴雨绵绵的日子里长途跋涉,当时会感觉艰难,但是最终你会收获愉悦的心情。出去好好走一圈,能让你心情变好,而且好处不止于此。

希波克拉底有句名言:"行走是最好的药。"不过在现代社会，多数人整天坐在室内，这严重影响我们的身体和心理健康。我们在室外的时间比以前少太多了。美国一项大型研究显示，人有87%的时间都待在办公室、住宅、商店等人工环境中。[1]有人甚至断言（在我看来，夸张了一些）："久坐是新型烟草。"这一论断背后的观点直截了当：我们的身体构造就是为了经常运动，并且从中受益。久坐的生活本质上是不健康的，会导致肌肉量和力量减小。[2]此外，若长时间不运动，大脑也会像肌肉一样退化。

最近一项有趣的研究发现，缺乏运动甚至与个性改变有关，而且是变得更糟。[3]总的来说，低水平的身体活动与"大五类"人格因素（开放性、严谨性、外向性、亲和性和神经质，缩写为OCEAN）中的三个有关。[4]低水平的身体活动会导致开放性、外向性和亲和性变差，这是人格长期"有害"的变化。研究发现，即便是最轻微的活动，也会缓和人格变化。最不活跃的人，最容易发生负面的人格变化。

负面变化的发生机制未知，但可能涉及长时间不活动常会导致疾病增加和幸福感减少、对日常生活中活动的限制、一般认知功能的改变，甚至情绪的变化。而我们已经知道，一个简单的行为改变——多走路——就可以扭转固着生活带来的人格负面变化。

站立能即时改变血压、血液循环和代谢率。行走让大脑和身体的各个系统发生变化，从新分子的产生一直到人的行为。有规律地快速行走，简单直接地锻炼心脏，为头-心轴（head-heart axis）带来更多好处，因为心脏约20%的输出是为大脑提供氧气和能量。肠道也会出现类似的效果，它也急需氧气和能量。秘诀就在我们眼前：起身行走。

行走是一回事，行走的场地是另一回事。

我们在上一章看到，随着越来越多的人居住在城镇，绿地对人的幸福感的影响会更大。尤其在北方和气候更恶劣的地区，从某种程度上来说，建筑设计一直重视绿地的作用。大学、修道院等建筑修建的回廊，让人们既能在室外行走，又不会受到恶劣天气的影响。对回廊的称呼有时表明其仪式和列队行进的用途——deambulatorium（漫步）、obambulatorium（游荡）、ambitus（巡回），这些用来描述修道院建筑元素的拉丁语都来自同一个词根 ambio，意思是"我在绕圈走"。[5] 它们有时还被恰如其分地称为 ambulatories（走道）。当然，回廊通常围绕花园而建，让驯化的自然要素成为行走的中心。

有围墙的花园由来已久，是另一种把驯化的自然引入建筑环境内的方式，同时保证了户外行走的安全。薄伽丘在《十日谈》中提到了这样一座花园："外围和中心都有宽阔的步道，箭一样笔直的道路上方是葡萄藤架。各种迹象表明，那年葡萄会大丰收……步道两边挤满了茉莉花和红白玫瑰，在芬芳的绿荫下行走，不管是清晨还是正午，都不会晒到太阳。"[6] 现代建筑设计也融入回廊、凉篷、庭院等设计，便于人们在户外行走，接触大自然。同样，在室内绕着展示自然景观的中庭行走，也能让人们有亲近自然的感觉。天空和树木构成的窗外景观,能极大地提升幸福感。

不过,我们需要抽出时间走到户外、亲近自然,这件事经常被忽视。从加拿大渥太华进行的一项研究中就能清楚地了解这一点。身在渥太华的人饱受极端天气之苦,夏季气温超过 30 摄氏度,冬季气温低于零下 20 摄氏度。该市的卡尔顿大学有一个庞大的地下隧道系统连接校园,方便人们在极端天气时穿行。实验心理学家利用这个隧道网研究人在自然环境和封闭环境中行走的不同效果。[7] 他们要求 150 名参与者从校园一处走到另一处,路程相同:可以选择经由地下隧道,或是沿着河岸穿过"模仿自然"的城市空间 —— 有丰富的树、植物等自然元素。

开始之前,参与者要说明自己当下的感觉,然后预估分别在室外和隧道走 17 分钟之后的心情有什么差别(用等级量表评分)。结果很明显,所有的参与者都大大低估了室外行走与室内行走的差别。在模拟自然的室外环境中行走,对情绪有显著影响。室外行走后,个人自评的情绪分数相较于室内行走平均提升了 1/3(此项研究还表明,人类不清楚什么会影响自身的情绪:我们根本没法预测任何行动可能对自身感觉的影响,也就是所谓的"情感预测"[8])。

但为什么适于行走的绿地对我们的幸福感有这么大影响呢?自然中的什么因素让我们感觉更好?自古以来,人类就在林中漫步。有些文化非常推崇这种体验,比如日本人就有"森林浴"(shinrin-yoku)的传统:深入树林,全神贯注地行走,与自然的景象、声音和感觉紧密连接,身心沉浸在令人放松的环境中。⁹ 森林浴展示了人类经验的普遍性，即崇敬我们生命的基础——自然。早期泛神论认为树木、林间溪流、石头等都有灵魂，后来的宗教崇拜大地母亲或地神（比如印加女神帕查玛玛），今天的盖亚理论也是如此——科学家詹姆斯·洛夫洛克（James Lovelock）认为，我们应当把地球和地球上的所有生物看作一个自我调节的单一生态系统。[10]

当然，很多人认为我们需要关心自然，自然是我们生活幸福感的源泉。也有人对人类活动造成的不可逆转的恶性影响倍感担忧，从物种因人类捕猎而灭绝，到湖泊、河流和海洋被塑料、污水和有毒物质污染，以及人类对地球气候的影响。

科学研究也支持我们的直观感受：经常接触自然，对人类的健康和福祉有可观的持续且积极的影响，而这类似于提供清洁水源、稳定电力、公共疫苗或医疗服务的影响。通过测量人在接触自然之前、之中和之后的应激水平，就能证明这一点。应激激素皮质醇主导我们的"战斗、逃跑或僵硬"反应。身体会在应对应激源的时候释放皮质醇，它会产生正反两方面作用：短期来看，它使人随机应变，调动资源帮助人克服压力；而长期持续地释放皮质醇，会导致血管硬化、情绪和记忆损伤等各种问题。一项对英国邓迪市贫民区的研究通过测量感知的应激水平（换句话说，就是居民自我报告压力感受），以及唾液和血液中的皮质醇浓度，探索该区域绿地面积对当地居民的应激水平有何影响。[11] 我们唾液中的皮质醇浓度在一天中会发生变化，早晨最高，然后逐渐降低直至一天结束。在夜晚来临时，压力较大的人的皮质醇浓度并不会下降。在邓迪的研究中,研究人员发现,每日皮质醇降低的情况没有或很少出现在贫困人口中,他们无法经常进入或使用城市里的绿地。[12] 研究发现的这种相关性颇具启发性,并且与科学研究提供的类似证据吻合。这些证据表明,接触自然可能对人类的生理和心理健康有重要影响。

不过,我们要考虑人们如何使用身边的绿地。人们会经常去吗?会在那里散步、社交、遛狗、带孩子玩耍吗?此时就需要大型研究,最好随机变换研究条件,这样才能发现其中的因果关系。你的压力减轻是因为接触自然,还是有别的原因?比如,事实可能证明,尽量接触野外,像长时间徒步旅行或散步,或许能有效治疗抑郁障碍(至少是轻度的),甚至能缓解其他应激和焦虑相关疾病。[13] 不过,目前尚未开展检验这些理论的大型实验。

想要了解接触自然与感觉良好之间是否存在因果关系,即接触自然产生积极情绪,需要研究接触自然的不同程度:偶尔还是经常?频率多高?产生的效果可能强烈、微弱、不明显或根本不存在。还有可能实际没有效果,但你会让自己相信有效果。

"注意力恢复理论"认为,自然环境能从深层恢复我们的健康,人类在自然界的体验明显有助于维持和激发强烈的主观幸福感。心理学家认为,有充分恢复力的自然环境应具备三个关键条件:让你远离日常生活和环境;包含吸引人的视觉和其他感觉元素;还要开阔,有某种程度的延伸。[14] 现代生活压力日益增大,让人精神疲惫,但自然的恢复力能减少疲劳。接触自然环境能最大限度地发挥其恢复作用,因为这里对人类的正常功能有不可替代的影响。

英国研究人员召集4255名参与者调查"恢复"现象。恢复是指在身临自然环境之后的一周内感到的平静、放松,恢复活力和焕发精神。[15] 接触自然唤起的恢复作用极为显著,平均得分为4(满分是5)。不同地点的作用略有不同,海滨环境的恢复感最强,紧跟其后的是乡村,城市绿地排名第三。不过,要谨慎看待这一排名——这只是一个总体平均结果,况且许多城市公园同开阔的乡间有同样的恢复作用。在调查前一周,社会经济地位最高的群体中的多数人(53%)接触过自然,而低收入群体只有少部分人(31%)接触过。当然,总体来说,社会经济地位越高,教育、健康状况和营养等条件也越好。

可以确定的是,公园设计是至关重要的因素:公园的可用性、可达性和举办活动的多样性驱使人们使用公园。海滨、乡村和城市公园等不同环境带来的恢复感差异并不大,研究也没有控制在不同区域可以进行的活动。城市绿地可以像社区农圃那样用来种菜,像城市公园一样用于遛狗,也可像体育场那样供人们运动。自然触手可及,对个人、家庭、社会团体乃至整个社会都非常重要,精心设计的城市绿地能够替代或模仿置身乡间的效果。比如,公园里除了精心修剪的草地,还会有原始环境供城市内的野生动物、昆虫和鸟类栖息。同样,这些公园里的小路,应当最大限度地顺应环境起伏和人的"愿望路径"。

研究还发现,接触自然对情绪的积极作用适用于全球各个年龄阶段的男女。而且更为重要的是,接触自然的作用可媲美其他影响个人幸福的因素，包括收入水平、教育水平、宗教信仰、婚姻状况、志愿服务和外表魅力等。

一个人的收入和外表的魅力可能没法有太大改动，但是走出家门散步很容易做到。因为证据表明，在自然中活动对我们的幸福和健康有持续影响，我们应当鼓励民众经常走进自然，并养成习惯，就算是逛逛城市公园也大有好处。

散步能够显著提升人的情绪水平这一事实，是否意味着它能在某种程度上通过类似"行为接种"的方式帮助我们抵挡抑郁？

所有人都会经历的轻度和转瞬即逝的情绪低落与抑郁症有天壤之别。抑郁症是一种"持续长达两周以上抑郁情绪或对日常生活失去兴趣或乐趣的状态。这种情绪与患者的正常情绪大相径庭，社交、工作、学习等各种生活能力都因这种情绪而受到严重影响"。[16] 世界卫生组织将抑郁症作为未来几十年对人类健康和幸福最大的危害之一，西方国家的人口罹患抑郁症的终生风险高达 15%。[17] 这种程度的抑郁通常需要精神治疗和认知行为治疗，有时还需要药物治疗。

体力活动或锻炼可被用作对这种严重和致残性的精神疾病的干预措施，各界对此都充满兴趣。许多大型实验都在研究体力活动（行走是最常见的干预之一）能否缓解抑郁症。我们已经聊过，行走和其他形式的体力活动确实有持续累加的正面影响，对抑郁症患者也是如此，缓解程度甚至能够媲美药物和认知行为干预治疗。[18]

然而，行走是否能作为一种抗抑郁的免疫，这方面的研究仍存在问题。事前几乎不可能开展随机对照试验。这么说的意思是，我们不可能选择大量人口样本，选择其中一部分施加压力以诱发抑郁，然后观察抑郁出现之前指定的步行量对抑郁症发病率的影响。另一种可行的方法需要招募巨大的样本（队列研究），记录他们的体力活动强度。接着要估计样本人群的抑郁症发病率，然后证明人越活跃，抑郁症发病率越低。

后一种研究本质上和大型药物试验难度相当。新南威尔士大学的精神病学家和流行病学家塞缪尔·哈维（Samuel Harvey）领导的一项重大研究针对 33 908 位成年人。经过挑选的参与者没有任何常见精神疾病，也没有任何限制日常活动的身体残疾，然后对这些"健康的"参与者进行长达 11 年的追踪记录。[19] 此项研究想要揭示锻炼能否让此前没有抑郁症状的人免受抑郁症困扰，达到这一效果需要的锻炼强度，以及清楚地阐释保护作用的潜在机制。

参与者要自我报告锻炼情况，同时通过测量摄氧量的方式独立验证自我报告。其他参数包括人口结构、社会经济因素、吸烟和饮酒、BMI、社会支持等。研究发现，总体上，任何体力活动都与抑郁症发病率降低呈正相关（但有趣的是，与焦虑无关）。即便是低强度锻炼（偶尔步行，大概一周一次的频率），也能够预防抑郁症发生。总体结论表明，如果活动降低了观察到的抑郁症的发病率，那么"所有参与者每周进行至少 1 小时的体力活动"，可预防未来 12% 的抑郁症。活动强度稍有变化，就能带来巨大的积极影响。

哈维及其同事的研究是目前此类研究中规模最大的一个，研究参与者多数选择行走和游泳这两种运动方式。他们认为，运动强度似乎没那么重要，"可能最有效的公共卫生手段是鼓励和促进行走或骑自行车等日常活动"。换句话说，让我们的环境变得更适于活动，似乎是个好办法。这项研究没有否定锻炼对心脑血管功能的重要性，但认为，从完全不运动向运动转变，对以后抑郁症的发作有重要影响。公共卫生医师格雷戈里·西蒙（Gregory Simon）在回顾这些研究结论时总结说："锻炼是一种安全且相对有效的广谱抗抑郁治疗手段……可用于预防和治疗各种程度的抑郁障碍。"这成为一项对未来数年的重要政策建议，并在精神病学权威期刊发表。[20]

行走与情绪之间的关系非常微妙，没有一项实验能够提供明确的答案。经常散步的人更快乐或更不容易患抑郁症，是否因为行走提升了他们的情绪水平？还是他们本来就很快乐，所以更活跃，更常散步？哪个是因，哪个是果？还是说存在一个正反馈环路？一旦克服了最初的惰性，步行就能增加幸福和快乐，行走的意愿随之进一步增强。

目前针对人类的实验，大部分是相关性和指示性研究。尽管这些研究指出行走和情绪存在正相关，但问题是，积极的步行计划是否能在步行中和步行后更全面地提升情绪水平？此外，对散步的活动量和情绪之间关系的研究也有问题。此类研究一个重要的证据源是自我报告（我们都知道这种方式不太可靠），或是通过自动步数记录结合实时自我情绪评估。

还有一种方法是，对于已经被心理学家或精神病医生诊断为需要就医的抑郁症患者，将锻炼或步行用作治疗的干预手段。这需要恰当设计和控制的临床试验才有意义，因此并不容易。抑郁症患者大幅提升每天的行走步数可能（这里只是说有可能）会有行为上的抗抑郁作用。还有一种可能，行走的作用不过是缓解了短时的病理性心境恶劣——我们时不时会在人生低谷时或压力下感到失落。在这种情况下，"走掉坏心情"才有意义，而对于抑郁症患者来说，这可能没用。[21]

行走还有一个让人意想不到的提升情绪水平的作用，长时间体力活动之后放松身体（包括泡澡或瘫坐在沙发里）会带来愉悦。[22] 英国伟大的哲学家罗素曾说："我年轻时，曾经利用假期徒步。一天能走 25 英里（约 40 千米），夜幕降临的时候，我根本不会觉得无聊，因为光是坐在那儿就让我觉得满足。"[23] 虽然情绪和行走的关系并不明确，但越来越多的研究表明，经常行走能长久而显著地提升情绪水平，增进当下和长期的幸福感。

行走和其他形式的有氧运动对学习和记忆也有深刻影响。此方面的研究文献数不胜数，有的描述大脑学习后深层的分子变化，有的记录锻炼对老年人记忆和认知改变的效果。[24]

1949 年，伟大的加拿大心理学家唐纳德·赫布（Donald Hebb）提出，记忆写入大脑的关键在于两个脑细胞之间的接触区（突触）。[25] 赫布预言，突触一定是可塑的，这样就能随经验重新塑形:一个细胞(神经元)越频繁地参与另一个细胞的发放,相比其他细胞,这个细胞越容易激活第二个细胞。如此,细胞之间就形成了一个"协同活动"模式。突触的可塑性构成了记忆写入大脑结构的基础。

这一理论影响深远,并催生出一个结论:"共同激活的神经元会联结到一起。""联结到一起",表明突触一定发生了结构性变化或变形,意味着必然存在分子或活动产生了分子,支持或促进了这些变化。其中一种关键分子是脑源性神经营养因子(简称BDNF),它是大脑内部产生的分子肥料,支持学习后突触的结构重塑和生长。[26] 最近的研究发现,一种提升大脑,尤其是海马体中BDNF水平的简单、直接的方式,就是有氧运动。

许多实验令人信服地证明,让大鼠和小鼠用跑步轮锻炼,能够显著且稳定地提升其大脑中的BDNF水平。[27] 紧接着让它们学习完成走迷宫等活动,这些小家伙比对照组中没有进行跑步轮锻炼的同伴学得更轻松。此外,如果用特定药物阻碍BDNF水平的升高,锻炼对记忆的促进作用就消失了。

很多实验室的研究已经证明,有氧运动也能促进成人已经发育完全的大脑产生新的脑细胞。过去人们认为,人在出生后不会产生新的脑细胞。20世纪90年代之前的几十年,科学文献中有零星证据显示,成人的大脑可产生新的脑细胞,但并未引起重视。最终,证据的分量越来越不容忽视,推翻了传统的认知。不过,新的脑细胞仅出现在大脑的几个位置(该过程被称为"神经发生")。其中一个位置尤为重要——海马体中被称为齿状回的部分。

新的脑细胞生成受阻,就会造成学习与记忆障碍。此外,若阻碍动物的神经发生(比如因行为压力),动物就会出现类似抑郁的症状:梳理毛发和自我照顾行为减少,较少尝试逃避压力环境(如被放在装满水的小浴盆中)。它们的迷宫探索、奖赏学习,以及记忆等功能也会受损。还有文献显示,努力学习或有氧运动引发的海马体活动,是在该结构中生成新细胞的必要条件。BDNF 为大脑的学习与记忆提供了关键的分子机制,它是有氧运动等行为的产物,反过来又能有效提升学习与记忆。BDNF 还能显著提升大脑韧性,抵抗衰老,以及创伤或感染带来的伤害。

展现动物身上发生的此类变化相对容易,通过尸体解剖就能测量实验后动物大脑的变化。但显然,人类的实验不能如法炮制。不过,我们仍然可以用唾液和血液,以及从参与者对各种认知类任务的反应进行直接和替代测量(fMRI 能检测大脑结构和功能的很多变化。)

目前我们一致认同的学习和记忆模式表明,大脑的许多区域必须协调一致,才能发挥正常的学习和记忆功能:这些区域按照正确的顺序各司其职,以便让大脑产生记忆。我们之前已经看到,海马体是分散的大脑网络的一个关键中枢,关联各种各样的皮质区(还记得我们在第三章中描述的手模型吗)以及特定的皮质下组织,其中最重要的是丘脑嘴侧网状核和丘脑前核。[28] 现在我们把大脑实现某些特定功能的方式归纳为"网络中心式"。我们不再用语言、视觉、感觉、运动等定义大脑区域,相反,我们现在的观点是学习和记忆等功能的关键是大脑不同区域的互动模式，语言、视觉及听觉也不例外。

规律地进行有氧运动能增加流经大脑的血液，还能让大脑结构与功能发生显著变化。有氧运动促进大脑负责学习和记忆的特定区域产生更多脑细胞。此外，还能促进某些关键分子在大脑各处产生，让大脑保持良好的运行状态。跑步这种有氧运动，有力地促进了此类变化的发生，但是也有很多弊端（跑鞋、热身、更衣和洗澡）。除了这些小的不便，跑的距离越长，越容易受伤，而不管你走多远，行走的受伤风险都差不多。[29] 一项小型研究得出结论，散步者受伤的风险低于跑步者。[30] 想要最大限度地从行走中获益，步速应当维持在较快水平，并且走完一定距离——速度保持在 5 千米/小时以上，至少走 30 分钟，一周至少四五次。[31] 行走最大的优势是简单易行，只要一双舒适的鞋子就够了，有时候要穿件雨衣或带上其他装备。如果定期每天行走，心肺会逐渐发生重要且积极的变化，对大脑健康的作用更为明显。大脑健康，这里应该理解成最普遍的意思：正如心脏跳动是为了泵血，肺的功能是呼吸，那大脑就是为了支持我们生活中的各种事情，从思考、记忆、解决问题、计划到调整情绪，不一而足。有规律的行走——如果节奏适宜——是全面提升大脑功能的捷径。

起身站立和走动，需要调动全身：手和手臂把身体从座位上撑起、平衡移动的躯干，髋部控制步态，心脏提供血液和氧气，这是一整套活动。身体的改变能在多大程度上改变大脑呢？BDNF 促进脑细胞结构、功能和联结性的各种重要变化。脑细胞需要持续供应的养分和氧气：它们所在的大脑的生长发育需要心脏不断提供血液。因此，血管必须逐步发展，以满足可塑的、活的脑细胞对氧气和养分的需求。

还有一种被运动刺激的分子，在大脑可塑性方面扮演着重要角色。血管内皮生长因子（简称 VEGF）促进管脉系统的生长，后者是运送氧气和养分到单个脑细胞的微小血管网络。增强脑细胞之间的连接，建设、维护支持思考和行为的网络，需要一个从大脑外部到内部的运送通道，就像一座城市需要用交通设施保障持续的养料和原材料供应。

大脑的交通流由什么组成呢？血液、氧气、养分和其他身体产生的分子要运进去，碎屑、废物和大脑产生的分子要运出来。运输是双向的，意味着身体产生的分子也许能左右大脑的活动。

那么，运动的身体产生的分子如何在大脑内部发挥作用呢？这个问题我们现在有了初步答案。加州大学圣迭戈分校的研究人员发现了海马体中神经发生的触发机制。[32] 他们通过转基因小鼠，揭示了积极活动的肌肉产生的分子（骨骼肌纤维血管内皮生长因子，简称 smVEGF）对海马体中运动触发的神经发生的作用。行走能锻炼膈肌，手臂、腹部、颈部、腿部的肌肉，这些部位都能产生这种分子，并通过血液进入大脑。

想想这背后的机理：身体的规律运动引发肌肉释放 smVEGF，后者进入血液循环，被送到大脑。一旦进了大脑，它就刺激新的血管生长，进而促进新的脑细胞产生。身体活动的影响可渗透大脑，这就是本书的中心议题，而且无数研究证实，骨骼肌的活动和大脑之间存在正反馈和正串扰。必然的结论是，持续规律的行走或运动能让肌肉组织产生分子（smVEGF），进而刺激由规律运动在大脑中产生的积极变化。

"用进废退"是肌细胞的原则，脑细胞同样适用。身体不会浪费能量去产生、支持和管理任何对机体没有贡献的肌细胞，其他细胞也不例外。当肌肉承受规律的（适度）压力和张力时，对身体才有存在意义。发挥作用的器官，就是被使用的器官，才是需要维持的器官。长时间久坐的人，他们的肌肉已经改变，不活跃的肌肉开始堆积脂肪，宇航员、肥胖症患者和老年人的肌肉都是如此，他们的身体肌肉没有得到充分的活动。

我们现在已经清楚，不活动对肌肉的改变是非常迅速的。通过"干浸法"固定肌肉并减少肌肉承重，我们就能实时观察肌肉的变化。[33] 实验志愿者躺在特别设计的水床上，水床能完全支撑他们的身体重量，从头到脚，从前到后。它就像一个信封，把人完全包裹起来，支撑和固定人的身体。参与者的体温通过循环水保持稳定，以免体温过高。然后，他们以这样的微重力方式躺上整整三天，中间只会去一下厕所。其间，研究人员会记录肌肉相关指标的变化。

即便这么短时间的静止不动，也会产生惊人的后果。大腿肌肉的黏弹性平均降低9%（黏弹性类似橡胶和水属性的结合，既能伸展又能流动），这表明它因为不被使用而丧失部分功能。此外，测量参与者收缩和放松大腿肌肉的难易程度的实验发现，他们的肌肉都退化了。肌肉活检（有些勇敢的志愿者让研究人员用皮下注射器从他们身上取出肌肉组织进行检测）显示，仅三天静止不动，就导致肌肉明显萎缩。这些变化通过大腿肌肉的 MRI 扫描也能观察到。

缺乏运动的生活对人们没好处，即便年纪轻轻，身体也不错，如果不使用肌肉，肌肉体积仍会快速、轻易地变小。此外，肌肉量的减少伴随着影响大脑部分区域产生新细胞的分子的减少，这样就没法持续不断产生新的脑细胞。肌肉退化，大脑也退化，还会损害个性、情绪，以及大脑本身的结构。好在我们有一个绝妙的内在纠错机制、一种没有副作用的自我调节"药物"——运动。

# 第七章
# 创造性行走

我热爱行走的理由有很多,排名靠前的是,在我看来它是去除大脑杂念的最佳方式。行走的时候,我可以自由整理思路,和自己安静对话,找出解决问题的办法。可能只是处理日常问题,但这个过程对我来说很重要。有这种想法的不止我一人。自古以来,人们就知道好好地走一走能把事情想清楚。古代希腊的逍遥学派主要在行走中教学,并因此得名——peripatetic 的意思就是"到处走动"。哲学家尼采甚至提出:"只有通过行走得出的想法才有价值。"[1] 作家梭罗也这么认为,并写道:

> 我的腿一旦动起来,脑子里的想法也开始涌动,好像朝着低处泄洪,想法在高处源源不断地形成新的水流。涓涓细流从源头冒出,滋润我的大脑……我们

只有在运动中才能形成完美循环。长期坐着写出来的文字,必然机械、呆板,读起来如同嚼蜡。²

这些观点非常重要,表明身体的运动与流畅的思考之间存在着重要关联。此外,它们还强调运动与创造性工作之间的关系。很多人雄辩地写道,行走让思考、创造力和情绪变得清晰。华兹华斯散步的时候创作了《廷腾寺》(Tintern Abbey),他说:"一离开廷腾寺我就开始创作……然后总结……逛四五天后……一行都不用改,直到我到布里斯托才写在纸上。"³ 大约150年前,丹麦哲学家克尔凯郭尔这样写道:"每天我都要散步,直到自己感觉幸福,远离所有病痛。我一直走,走出最好的想法,没有什么压力不能通过行走消除。"多年来,艺术家和哲学家的写作及日常生活中都少不了类似的言论。⁴ 所以,行走是人类最平凡的一项奇迹,直接和间接对我们的许多行为产生影响,让我们的思想能自由到达最有创造力的状态,这不是21世纪的新发现。但是,上述过程的经过和原因,却是如今最令人激动的研究前沿。

就我个人来说,行走对写作大有帮助和启发。我要写本书,就会用心安排章节、标题和主题。我会阅读、做笔记、画重点,拿上我的录音机,边走边录。计划半小时的行走和谈话会变成一小时或更久。我说的远超出笔记要点范围,而且经常如此。这样过了几周、几个月，五六万字就成形了——在此基础上，修改、修订和编辑成书。我要让句子更短，用更少的从句。不管有什么不足，行走都能让写作和口述流畅，只要不怕别人异样的眼光，这么做一定有用。此外，我发现写作之前散步有助于后面的工作，能帮我整理思路。罗素对散步的热情令人吃惊，而且他的自传中随处可见散步的片段。[5] 他的朋友，演员和戏剧家迈尔斯·马勒森（Miles Malleson）写道："每天早晨伯蒂都会独自走一小时，构思和创作当天的写作内容。接着他回来，会写一个上午，顺畅、轻松且没有任何修改。"[6] 带着思考重点去散步，为接下来的写作做好准备。

我特别喜欢走维多利亚山附近的小路，它属于都柏林郡南部基拉尼山公园的一部分，我家就在这附近。从基拉尼山顶的方尖碑俯瞰，景色十分壮观，让人想到那不勒斯湾，这一地区也因此有了很多意大利路名——内拉诺、苏莲托、维柯、马里诺。阵阵的海风可能是个问题，所以要抓紧你的笔记本。行走之所以刺激思考和写作，是因为它能够让我在不同的精神状态之间简单、快速、有效地切换，让我可以聚焦一个想法，然后扩展，把它同其他事情联系在一起。

完成一个简单的任务：数一数上一段话中"的"字出现的次数。数完了吗？好，现在用几秒钟回忆生活中美好的瞬间。你会发现，自己能够相对轻松地在聚焦细节（数"的"字）和宏观事件（我那时在哪儿？和谁一起？那时开心吗？）之间切换。这个小练习展示了大脑的两种关键工作模式：主动执行模式和默认模式。[7] 主动模式包括集中注意力处理细节；默认模式包括走神、反复回想自身经历,以及将注意力从当下环境移开。

我们会花费大量时间走神。经验抽样研究——用手机定位人在一天之中的位置,同时询问他们的活动——发现,我们有大量时间都处于默认模式,据估计我们的意识每小时有长达10~15分钟的时间会脱离自身所处环境。[8]但是走神不是无所事事或浪费时间,至少人们对此的普遍认知并非如此。相反,它是精神扫除的关键,让我们整合过去、现在和将来,反思我们的社会生活,创造大型个人叙事。如果说走神是无所事事,那它就是一种特别的、主动的无所事事——我们的行为是静止的,但精神很活跃。孩子们总是被老师告诫,不要看窗外,把注意力放在课堂上。但是老师们似乎都错了,聚焦任务和走神是硬币的两面。我们关注任务是为了更好地执行,我们转移注意力是为了收集资源,在遇到困难的时候解决问题,或者就是为了整合执行任务时得到的信息。两种状态的切换,让我们的生活富有成效、充满创意。各种实验表明,主动的走神为之后的问题解决提供创意,走神的人比不走神的人能提出更多、更有创造性的解决方案。[9]

自相矛盾的是,行走是一种主动的游手好闲,又促进全神贯注的走神。行走有方向性和重点,但是在此过程中,意识可以轻松游荡,思路可以跳到即将到来的一天或已经过去的一天,未来一年或过去十年,以及得到或失去的机会。乔伊斯在他的伟大小说《尤利西斯》中很好地呈现了上述想法:"我们行走,穿过自己,遇见强盗、鬼魂、巨人、老人、年轻人、妻子、寡妇和相亲相爱的兄弟，但总会看到我们自己。"在行走过程中，你可以与自己安静地谈话，与别人大声交谈，或者只听音乐、有声书或播客。与人结伴行走的好处是可以交流信息，并把这些信息融入自己的记忆、想法和感受。

从最简单的层面来说，行走能够有力促进不同意识状态之间的切换，或许是因为大脑某些关键区域的结构。在我们提取记忆时，被激活的大脑系统位于海马体附近，以及许多与它相连的结构——扩展的海马体。关键是，当你在环境中行走、奔跑和寻找方向的时候，扩展的海马体也会被激活。这样的大脑系统支撑（至少）两个相关功能：情景记忆和空间导航。为什么大脑能在两种思考模间中切换是创造力的核心，一种可能的解释是为了创造新事物，你必须用某种新奇的方式把不同想法联系起来。在走神过程中，想法不断碰撞，但集中注意力让你检查这些想法是荒谬的还是新奇、有趣的。我们了解得越多，就越发认定海马体在上述活动中发挥关键作用，促进大脑内部富有成效的"异花授粉"过程。我们甚至可以把走神看作一种"发散思维"，你的思考超越了问题及可能应对方案的常规限制。

在默认模式下，我们一般会思考全局，反思我们的过去和可能的未来。我们也花时间为别人考虑——在他人缺席情况下的"社会认知"。我们还会幻想。或许还有另一种看待默认模式网络的角度，它参与关乎我们自身和身处的更大世界的故事及叙述的构建。所以，一些理论家甚至认定，默认模式网络构建了自我的核心，因为这种模式在自传体式回忆中十分活跃和忙碌。[10]

实验表明，我们看电影、读小说、讲故事和听故事的时候，被激活的是默认模式网络。我们已经知道，在默认模式活动和主动执行模式活动之间切换，能够产生创造力。但是最近一项重要研究提出一个更有意思的观点，认为创造力是在主动执行网络和默认网络同时参与的时候产生的。这就像同时看到森林和其中的树：聚焦细节，同时关注整体。[11]

心理学和神经科学迟迟没有意识到行走对创造性思维的促进作用。诺贝尔奖得主、心理学家、经济学家丹尼尔·卡内曼（Daniel Kahneman）却是一个例外。他在著作《思考，快与慢》（*Thinking, Fast and Slow*）中写道："有一个边走边思考和工作的最佳速度。"[12] 他甚至提出，行走中轻度的身体刺激，可以激发更警觉的意识。卡尼曼叙述的结尾很有趣。行走，然后心算23和78的乘积，你会马上停下来，不再走动。卡尼曼评论道："当步速超过漫步的速度时，行走体验变得完全不同，因为转换到更快的速度，会极大地破坏思考的连贯性。"[13] 他举的例子，当然只能说明他个人的情况。乘法问题定义明确，而且有固定规则，解决这个问题需要严格的子任务序列，这些子任务都非常依赖于工作记忆的同时呈现。换句话说，此时不需要——其实是极不可取——创造性的解决方案。但是对于其他类型的问题也是如此吗？对于没有确切答案的问题呢？这些问题本身的表述都模糊不清、存在缺陷或不完整。

发生在伟大的爱尔兰数学家、都柏林三一学院的威廉·罗恩·哈密顿（William Rowan Hamilton）爵士身上的故事，就与卡内曼完全相反。哈密顿努力构建一个新的数学理论——"四元数"——将复数理论延伸到三维空间。它涉及完全异于日常经验的数学,但这一理论可以用于当代物理学、电脑游戏、动画和图形,甚至电动牙刷的设计。[14]哈密顿在他每日固定的两小时行走过程中找到了答案,路程从都柏林北的丹辛克天文台到爱尔兰皇家学会或三一学院(两地都在市中心)。哈密顿用削笔刀把基本公式刻在卡布拉的扫帚桥上。如今,桥上有一块牌子纪念哈密顿的贡献:

> 威廉·罗恩·哈密顿爵士
> 于1843年10月16日途经这里
> 灵光一闪
> 发现四元数乘法的基本公式
> $i^2 = j^2 = k^2 = ijk = -1$
> 并刻在这座桥的石头上。

哈密顿自己这样描述灵光闪现的瞬间:"然后我恍然大悟,我们必须承认,在某种程度上,为了计算三元向量,存在空间的第四维度……一个电路就这样闭合,火花在闪动。"[15]这一灵感瞬间包含许多关键要素:长时间思考、准备和孕育,新问题的主动构建,通过漫长的思考测试不同解法;同时,还有大量的行走。现在,当地每年10月16日都会举行哈密顿步行以纪念他的重要发现,世界各地的数学家都前来参加。

那么,从这些轶事中我们能获得什么呢?行走,为创造性的数学思维制造障碍，还是提供便利？首先，以上两人面对的问题不同——一个定义明确，需要单一的解法；另一个定义模糊，需要创造性答案。这表明，行走对思考后一种问题有促进作用，尤其是需要发散思维的问题，这种思维需要探索多种潜在答案。不管是行走中、行走后，还是贯穿整个过程，行走都能够影响创造性思维过程。而且行走的作用有正面的，也有负面的，取决于何时测量行走的作用。如果大脑处于更好的生理状态，那么创造性思维就能获得持久的间接溢出效应。最后，我们还要明白一件事：卡内曼承认，快速行走更费力，需要相对持久的注意力，不让自己突然跑起来，或只是为了避免摔倒。我们已经知道，有氧运动对大脑有各种深远的积极影响，对心肺功能亦然。因此，以略低于需要持续关注的速度行走，对创造性认知有最佳的作用。

在我们进一步探索体力活动对创造性认知的贡献之前，先思考这些问题：我们所说的"创造力"到底是什么？什么是创造性思维？人们广泛接受的定义包含两个核心概念：创造新奇之物，并赋予其某种价值。[16]（当然，这是主观评价，一时被视为有价值的东西，在另一时间可能就没有价值了。）评估创造力的测试通常注重发散与聚合思维，有时这些测试也关注艺术表现力。发散思维通常要在有限时间内针对一个问题提出多种解决方案（问题的标准格式是"你能想到一块砖头有多少用处？"）。聚合思维与之相反，需要一个独一无二的答案回答具体情境下的问题。填字游戏就是典型的聚合思维，爱因斯坦著名的方程式"$E = mc^2$"也是如此。

不管需要哪种答案，新奇或有创意的想法是如何在大脑中产生的呢？可以把大脑想成一个由细胞、区域和环路组成的极度复杂的网络，根据对网络的不同需求，网络各部分进行不同程度的交流。相距较远的区域之间互动较少，距离较近的则互动更多。想象你求助广泛的人际网络来解决一系列问题，不管是填报税表还是疏通下水道，你都很可能从不怎么接触的人那里学到更多。创造新想法的过程中，大脑的运作与之类似，需要在相距遥远的区域之间建立更多联系——这样才能产生新的有趣的想法。

很明显，你必须具备充沛的问题相关知识——储备丰富的大脑是创造性地解决问题的重要前提。另一个与之互补的方式是让大脑的更多区域活跃起来。最简单的办法就是起身走动。站立直接改变了血压和大脑活动。站立和行走，比坐着对身体和大脑的要求更高。[17] 大脑的不同系统需要更多氧气，变得更活跃，确保你不会摔倒，然后看清要去哪，并协调四肢。接着，你必须快速做出微观决策，决定行走方向，即便只是在办公室里绕圈。站立和移动的一个简单的附带作用是，大脑更多的偏远区域也被带动起来——潜意识里未成形的想法更可能以新的方式组合起来。

系统测试人在坐着、站着和行走时大脑产生的新奇想法，就能证明这一理论的正确性。最近的创新实验表明，行走以各种意想不到的方式提升创造力和问题解决能力。斯坦福大学的心理学家玛莉丽·奥佩佐（Marily Oppezzo）和丹尼尔·施瓦茨（Daniel Schwartz）进行了一系列实验，参与者完成创造力测试。[18] 第一组是发散用途测试（比如之前那个砖块问题），第二组是创造比喻（比如把孵蛋比作"破茧"）。参与者分别行走（在跑步机上或户外）、坐着、坐在轮椅里被人推着走。总的来说，任何形式的行走都极大地提升了两类测试的分数，而户外行走的那组获得了最高的创新分。效果非常明显，与坐着的人相比，行走的人产生的想法多了许多倍，输出持续且稳定。研究人员的结论非常简单，"行走让想法自由流动"。此类研究表明，行走能以特有的方式有力提升创造性认知，不仅有自然环境的刺激，还在大脑不同区域建立遥远的联系。

行走和有氧运动对创造力的影响是否不同？行走能否稳定地促进新想法产生，而停止行走这些新想法就不会出现吗？我们要尝试在行走过程中测量新想法，也要在行走之后测量因行走产生的新想法（两者可能会重合，但绝不是一回事）。

最近，还有一些实验试图了解情绪和运动是否对提升创造力有促进作用。[19] 问题是，高涨的情绪对创造力的影响是否与运动无关，还是运动对创造力水平的提升与情绪无关？为了搞清楚这一点，研究人员召集参与者进行有氧训练或者有氧舞蹈，并观看一段相当无趣的视频。参与者要么先看视频，要么先运动。两种情况下都要用正面和负面形容词量表评估情绪，参与者还要完成一个衡量创造性思维流畅度、原创性和灵活性的测试。研究发现，平均来说，20分钟的运动将自评情绪水平提升了25%，而观看视频则降低情绪水平。他们还发现，运动的确影响创造力，尽管影响力没有运动-情绪的结合那么强。创造的流畅度和灵活性得到提升，但原创性没什么变化。研究人员总结说，体育运动"抛开情绪变化，可以轻微地提升创造性思维能力"。

我们的认知是移动的，这一想法的重要意义是认识到大脑占据我们身体内的空间，我们的身体在调节大脑的信息输入和输出。思考、推理和想象相关的大脑区域与主管计划和有意图的运动的区域存在交叉连接。从解剖学角度来看，这一事实是成立的——假如你认定思考的目的就是行动或移动。因此，卑微的海鞘在还能移动的时候需要大脑，固着的时候就不需要了。但现在越发明确的是，即便是我们的姿势和动作，也会影响认知、情绪和创造力。很难把情绪从其中完全抽离，因为我们从常识中得知，积极的情绪让人更愿意体验，而这又可能体现在我们的姿势中。尽管如此，最近的一个实验却给出了不同的结论。参与者采用不同的姿势（手脚紧紧交叉的封闭姿势，或手脚舒展的开放姿势）观看一个正面或负面的视频。[20] 重要的是，情绪本身并非关键，关键是身体姿势带来的情绪效应。当情绪和姿势一致的时候，即便是采取封闭姿势的负面情绪，也能积极地提升创造力。研究人员解释说，效果尽管不是特别强烈，但也存在，这表明采取与情绪相符的姿势能够催生创造力。

此类研究显示，我们所做的事和做事的方式对创造力有深远影响。研究人员还认为，心理学家和神经科学家一贯采用的衡量创造力的标准方法低估了我们的创造力，因为测试环境、参与者的姿势都限制了创造力的发挥。日复一日在同样环境中工作的人，也有相同经历。如果想鼓励更自由的创造性认知，我们就要让人们离开办公桌、离开电脑屏幕，走动起来。运动对创造力的特殊影响，是产生新想法的强大的、尚未开发的源泉。我们应当在写字楼里多开辟一些供人散步和交流的室内外空间，提供更多捕捉当下想法的便捷手段。但是基本原则是，认可和支持工作中的行走和交流，甚至写入公司章程。让知识工作者挤在一个嘈杂的大办公室里，希望他们提出深刻的、有创意的想法解决复杂问题，既不合理又自欺欺人。[21] 运用策略驾驭移动认知的力量，对工作者的情绪和幸福感都有显著提升，工作效率也随之提高。没有理由不这样做，当然，除非因为懒于行动和机构僵化——这两者最难克服。

我们现在知道，可以通过运动达到一种更具创造力的状态。这一状态能够帮助我们更有创意地解决各种问题，还能改变我们对世界的感受，比如对时间的感受。如果你驾车行驶在开阔的乡间道路，3小时的车程可能感受不到时间的流逝；但在拥堵的高速公路上，3小时会让人感觉长很多。我们对时间流逝的感知，没有时钟的一致性——我们的心理时间单位和计时的时间单位不是一回事。也就是说，愉悦的情绪会影响感知。当你又渴又累又饿，在正午的太阳下行走时，一定比你在天气凉爽、精力充沛的时候行走感觉更辛苦、更久。人类普遍会因感觉低估或高估时间间隔。爱因斯坦对此有很好的描述："把你的手在烧热的炉子上放1分钟，感觉就像1小时。

和一位漂亮姑娘一起坐上 1 小时，感觉就像 1 分钟。这就是相对性。"

但是，行走与坐着的时候相比，我们对时间流逝的估计会有不同吗？回答这个问题，要用到研究人类行走的老伙计——跑步机。参与者一边在跑步机上行走，一边完成时间估计任务。时间估计任务是要参与者在感觉过了某段时间后按下按钮，可能为 1 秒、5 秒、1 分钟，甚至更长。在参与者进行多次时间估计的过程中，让他们做不同的事，我们可以观察任务的变化对估计是否有影响，还能测试参与者个体间的时间估计是否有固定差异。

在一项研究中，参与者边走（运动任务）边执行认知任务，即估计 1 秒的时间间隔。[22] 研究人员将节拍器速度设定为 1 秒，在测试的前 30 秒放给参与者听。参与者在练习时间估计时，要与节拍器同步按下按钮，其间，参与者坐着或在跑步机上行走。如果行走主要由脊髓的中枢模式发生器控制，那么时间估计对行走速度就没什么影响。因为是我们内在的节拍器而不是双腿的运动在设定行走节奏。这个内在节拍器可能的运行方式有几种：大脑自上而下发出一个指令，脊髓的中枢模式发生器的节奏，行走本身或任何从行走反馈的信息。这里的时间估计任务让参与者能够测试上述可能性。研究结果证实，时间估计会随着步行速度变化而变化。因此，步行本身会改变参与者对时间单位的主观认知——我们的时间体验会因行走或坐下的状态变化而变化。

人的时间体验有两个极端。时间过得很慢，这对背着很重的包在雨中缓慢而艰难地上山的行者来说再熟悉不过了。与之相反，在气温适宜的时候走下坡路，有时会有这样的体验：行走毫不费力又令人愉悦，很短的时间就走了很远的路。这一状态被称为"心流"，不仅适用于行走，对工作、运动、各种形式的特定活动也适用。心流，有时也被称为最佳体验心理，是米哈伊·奇克森特米哈伊（Mihaly Csikszentmihalyi）最早提出的一个心理学的核心概念。[23] 它是熟练工作带来的全身心投入和深度享受的主观体验。控制感、浑然一体、沉浸其中、达到巅峰，都是心流的感受。这和走过一段险路之后坐下来好好休息带来的高涨情绪不同，而是意识和大脑从每时每刻的行走控制中解放出来，但同时又走过相当长的路程。

人类是熟练、内行、有造诣的行者。行走是体验心流的首要方式，几乎每个人都可以进行。行走能够促进意识在不同状态之间切换，产生创造性认知，就是因为它能让我们体验到特别愉悦的无意识（不是觉察）。行走的过程中没有特别的想法吸引我们，此时古怪但有创意的联想可能会从大脑处理记忆和意义的语义网络的不同区域冒出来。

一小群挪威学者参与了一项不同寻常的有趣的行走与思考研究。[24] 这些参与者都是喜欢远足的人，并且经常远足。此外，他们都把行走看作帮助思考的重要工具。当然，从这个小样本中很难得出普遍结论，但是从半结构化的采访中还是能够发现一些颇具启发性的内容。所有的受访者都认为，某种节奏和速度的行走最有利于思考，他们都以各种方式强调"节奏"的重要性。虽然启发思考的最佳速度不尽相同，但是这群参与者一致认定，是"让你的身体投入和受到适当激活，但不至于过度疲劳的速度"。另一个反复出现的主题是，他们把思考看作一个"地方"。一位受访者说：

> 我感觉自己就在其中。一个奇妙的抽象世界，里面都是我读过的东西和我在阅读过程中思考的东西。我把这看作一种状态，但也觉得它是一个地理世界，是一个所有知识都以立体的形状环绕着你的地方，你可以随时召唤这本书、这个观点和这个想法，还有这篇和另一个作者联系起来的文章。所有的知识都唾手可得。你就身处其中，能随时召唤这些想法。

这里我们看到，也是整本书在讲的，行走让我们的思路更清晰。就像自己可以通过行走远离问题，去一个可以找到答案的地方。那是一个创造性解决问题的奇妙状态，在很多方面类似半梦半醒或做梦的状态。"考虑一晚，再决定"（"sleep on it"）这句俗话就证明了睡眠的生产力和创造力，古往今来的作家都能为睡眠解决问题的能力作证。约翰·斯坦贝克（John Steinbeck）写道："睡前棘手的问题，经过睡眠委员会一夜商讨，第二天一早就解决了，这是常有的事儿。"[25] 科学家也可以作证，最著名的例子就是奥古斯特·凯库勒（August Kekulé）梦见一条蛇衔住自己的尾巴，由此发现了苯的环状分子结构。[26] 趣事逸闻之外，我们还有实验研究睡眠与解决问题的关系。一项研究让参与者完成一个棘手的认知任务：学习刺激–反应序列。这项任务藏有一个捷径——利用一个抽象的规则可以快速解决问题。参与者拿到问题后,睡上 8 小时,解决问题的概率便会翻倍,这表明睡眠显然为离线解决问题和巩固记忆提供了充足的时间。[27]

做梦的麻烦之处当然是想法转瞬即逝、难以捕捉,但是梦的特性、时间意义的缺失、白日梦的体验、不同记忆与想法之间的自由联想,或许可以在行走过程中部分重现。行走本身规律的节奏,由脊髓中枢模式发生器控制,再加上时间的消退和时间本身,都能很好地启动我们需要的创造性思维。所以,你下次遇到棘手的问题时,跟老板说要离开办公室一会,时间不确定(毕竟,你对时间的预估会受到影响)。你去散会儿步,回来的时候,问题可能已经解决了。有人可能不信,让他们自己试试看。别忘了带上一些工具记录你的想法,可以用一些便条打草稿。也可以和一些关心解决问题的人一起走,时不时聊到这个问题,中间再聊聊其他事。你当然要有充分的思想准备,脑中储存大量解决问题所需的信息。$E = mc^2$、$i^2 = j^2 = k^2 = ijk = -1$ 这些公式不会自己闯入你的脑子,找出答案需要长时间的准备、思考和专注。你要带着问题行走,一下子解决不了也没关系。不要指望走一会儿就有答案;相反,要为了享受行走而走,享受思考问题的乐趣。

这里有一个值得学习的重要教训:那些负责解决复杂的政治、组织和其他问题的人不应局限在会议室里。他们应当走出去,找到更好的方法,让世界变得更好。

# 第八章

# 社会行走

我会避开一些行走。我从不参与朝圣,以后也不会。就我所知,我从不梦游——希望以后也没有。我没有被迫辞职走人,没有走过红毯,同样希望以后不会发生。我也没有参加过很多示威游行。

我最棒的几次行走都是和朋友、家人一起,通常在城市里,乡下也常去。很多最棒的行走回忆是在晴朗的冬日,寒冷不会让身体太热,阳光让一切事物都变得醒目。边走边聊,轻松惬意。我特别喜欢夜里散步,看似有点与众不同,还有些离群,但是能带来特别的感受。尤其是和朋友一起穿过安静空旷的大街,看路边窗户里的灯火,抬头是满天星星,想着一会儿回家舒服地躺在床上。夜行有超凡的意味,眼中的世界也变得不同。托马斯·金塞拉(Thomas Kinsella)这位伟大的城市诗人,在他的史诗《夜行者》(*Nightwalker*)中写道:夜里行走,

"影子都是活的。它们快跑、闪动/穿过地面"。独自夜行会有点恐怖,但对我而言,尤其是结伴而行,夜行是一场奇异的升华,俗世的一切都变得焕然一新。

贯穿这些行走的脉络,往往被人忽视。就其本质而言,行走具有深刻的社会功能。我们走在一起,为了同一理想,为了寻找和分享食物,为了展示,为了改变世界,为了让自己和彼此的生活变得更好,为了互相陪伴的愉悦。我们历经演化才一起行走,社会行走指向明确:向别人传递我们共同的意图和目标。不管是为了共同目标,或是没有目的的闲逛,社会行走都可以是最棒的行走。

不过我们常常忽略行走的群体:一个核心家庭、一个大家族、一群穿卫衣的少年、带着高尔夫球杆的老人,或是齐步走的士兵。把行走看作纯粹的个人活动,就大错特错了。之前聊过的人类祖先"行走夏娃"表明,我们与行走的关系可以追溯到远古时代。行走的社会属性在1.9万年前18人组成的行走团体留下的足迹化石中初见端倪,这18人就是早期现代人。[1] 在坦桑尼亚莱托里湖(Lake Laetoli)附近,这群人一起穿过火山脚下的一片滩涂。脚印散落的区域大概有一个网球场那么大,排列方式没有什么规律,但是仍旧透露了一些信息。这群人主要是妇女和小孩,他们的脚陷入泥沼。水从脚上落下,在脚步间留下痕迹。其中一个人似乎脚趾断了。

这是一个大的、互动的社会团体,估计还带着一些食物和水,或许还有简单的武器防身。他们很可能穿着衣服,这是我们获得的唯一个人信息。多亏一股薄的、银色的火山喷发物覆盖了他们的脚印，使其没有随着生命、血肉和骨骼一起被时间侵蚀。这是他们留下的一声回响，透露了他们身份的蛛丝马迹。来自其他时期和地点的古代证据表明，澳大利亚、英国、阿根廷和尼加拉瓜存在类似的社会行走。没有这些大型的行走团体，人类就不会繁衍，也就没有社会分工，不会协作偷取别的部落的食物和其他资源，不会对新地方殖民，也没有新的眼界。

当然，也有些行走虽然是独立完成的，但依然具备深刻的社会意义。朝圣就是典型的社会行走，即便是朝圣者独自前行。他们都有一个伟大的目标——归宿、事业、信念。他们通过行走向目标致敬，展现理想的力量。孤独的朝圣者在行走过程中也心怀整个群体。浪荡子孤独的身影，在城市的社会经纬中寻找意义、观察人群，流连于公共空间和熙攘之地。

社会行走还有很多其他积极和有力的方面，不论在个人层面还是社会层面，它都是创造或维持社会凝聚力的关键。人们会一起远足，漫无目的地在城市边走边聊，或一起游行。一起行走，让人们有机会以各种方式交流，如果只是坐在一起，这些对话不可能也不会展开。马克·吐温这样优雅地描述：

> 徒步的真正魅力不是行走本身或沿途风景，而是对话。行走可以让言语流畅，让血液和大脑保持激活状态。风景和林木的气味能让人感受到低调的魅力，抚慰眼睛、灵魂和感官，但最大的满足来自对话。[2]

行走是我们与其他人和周围的世界保持联系的关键。最近一项对老人的重大研究发现，那些每周散步近150分钟的老人比不爱散步的老人更乐于社交，整体幸福感更强。[3] 社会活动和整体幸福感之间的相关性，已经被无数研究证实。一项公共卫生政策创新，算不上高科技，只是用短信或社交媒体群组织老人定期组团散步 —— 回报巨大，成本可忽略不计。

行走的社会意义在人年幼时就有体现。学会走路彻底改变了我们社会交往的属性。婴儿在爬行的时候，头部运动受限，四肢爬行，视野仅限于地面，为了看清保育员，就得坐起来向上看。直立行走使情况发生变化，人能够看清对方，不需要笨拙地改变姿势。学习行走，颠覆了儿童参与社会交往的方式和姿态。[4]

一些实验研究会走的幼儿、爬行的幼儿和用学步车的幼儿，比较他们与保育员和玩具的互动。结果显示，行走的幼儿更喜欢玩玩具，而且他们有多得多的机会发出声音。幼儿学会用手势、声音和动作让保育员加入玩耍。解放孩子的双手，就解放了这个孩子，他们的意识也就得到自由。我们变成行走的人，不管为了哪种交易，即便是简单的食物交换，彼此互动的机会都大大增加。在前几章我们看到，开车在这方面不能和步行媲美。行走的时候，我们能进行人与人之间的互动：我们确实有更多共同的基础，更容易协调，而且我们有共同的体验，共享天气等环境条件（这是最能拉近与陌生人距离的话题）。

此外，我们也看到，行走还创造另一种可能性：合作创造和一起玩乐。把孩子带出去散步，他们非常活跃，有时有点调皮和不受控制，他们本该如此。孩子的榜样，鞭策我们享受行走——带着愉快的心情散步,而不仅仅是为了从一个封闭空间走到下一个封闭空间。

社会行走是一个有趣的现象,它需要协调移动的大脑和身体,这一惊人成就往往被人忽略。社会行走需要我们与别人保持步调一致,在某一段时间内保持共同的行为目标。大脑的不同区域要协调同步行动,控制人的运动轨迹和方向,同时对同伴的轨迹和方向做出预测。关键是,每个人都必须按自己的预测来尝试让自己的行动与别人或团体的行动同步,其间还要做别的事情,如聊天、唱歌、诵经。这是个难题,机器人还无法做到!但是,大部分时候,我们的大脑能够轻松、快速地解决这个问题。

我们对别人传递的社交信号极度敏感,这主要依赖"精神化"网络[5]和"镜像神经元"网络[6]两个系统快速的亚秒级动作。精神化网络负责判断——让你对别人的"能力"做出推断,换句话说,判断他们能将自己的意图执行到哪种程度。镜像神经元网络关注行动:用相同方式回应自身动作及另一个人类似的动作——传达他人动作的信号。例如,镜像系统的神经元会在你向前伸出手与另一个人握手时做出反应——在别人伸出手同你握手的时候亦是如此。两个系统携起手来,能让你在与他人同行的时候,预测同伴的运动方向或轨迹。社会认知需要无意识的信号交换,如言语、表达、姿势和身体动作,通过共同注意和人际同步创造一个共享的世界，并得到表现他人能力和行动的大脑系统的支持。

所以，我们有能力并肩行走——但为什么要这么做呢？为什么同步让我们感到相互联结？简单来说，为什么社会行走让我们感觉良好？心理学家以人际同步命名这种现象。人际，说明涉及两人以上；同步，因为我们自然、无意识地模仿彼此的步态，引发大脑和身体其他更深层的变化：我们的呼吸变得一致，心脏同步收缩，大脑同时在考虑别人接下来要做什么，还要监控自身行动。

我们与一两个人保持同步相对容易，而同更庞大的人群行走需要有意识的人际同步，有时还要借助一个或一队"领头羊"有意或无意的指引。此时往往会出现交谈中普遍存在的自然动态。三个人对话的时候，每个人都能关注其他人。如果有第四个人加入，这个群体很快就会分成两对。如果是五人，就会分成两人组和三人组——三个人似乎是人数上限，超过三人就没法在聊天过程中毫不费力地集中注意力。一群人行走的时候也会发生这种现象。

这就提出了一个问题：我们会自然而然地分成两人或三人小组，但行军或其他有组织的群体行走必须经过协调，保证步调和方向的统一。[7]协调一群人最简单的方法就是用声音。在一大群人一起走的同时齐声唱歌或吟诵，是自古就有的传统。唱歌或吟诵能帮助群体中的每个人调整自己的行走，好像一个发声的节拍器帮助控制行走节奏。观察示威游行的队伍就能发现，他们都会用呼喊、鼓点或其他声音协助同步。

在认知灵长类动物学家罗宾·邓巴（Robin Dunbar）看来，语言是构成和维持人类社会群体的关键要素，与人类的灵长类近亲的梳毛行为有相似作用。[8] 说或唱的节奏语言能够传递信号，敦促所有人注意听、看向某处、移向另一处，成为协调大型群体行为的最佳媒介。如果我们想要加入对话，就必须侧耳倾听，说话的声音要让每个人都能听到。这样，就使整个团队凝聚起来，让每个人都与他人保持步调一致。

当然，这种协调在群体规模变得非常大的时候就瓦解了。但是，一个规律的节奏仍然能够缓解规模变大带来的问题。如果有一个领队，那么各种行为——不管是散步、拍手还是唱歌——都能达成同步。如果用声音刺激来协调每个步行者，那么不仅负责听觉的大脑区域（听觉皮层）被激活，负责计划和执行运动的大脑部分（包括运动区、运动前区和补充运动区在内的运动系统）也活跃起来。

协调的时间尺度也很关键。比如我们一起拍手的时候，并不是分毫不差（因为每个人的听觉、运动速度和其他功能都略有不同）。有趣的是，一项让人群一起打响指的实验发现，那些有社交焦虑的人，团队协同能力较差。[9] 所以，对执行简单社交同步任务的焦虑会降低参与者的表现水平。即便是动动指尖这样的小事，也会引起怯场，人会因此感到窒息。同步敲击手指，并非互相交谈那样的显性社交活动，它的社会性更隐蔽——你要和另一个人保持行为一致。在研究过程中，这一活动的社会性显露出来，参与者大脑中组成"社交网络"的部分被激活，同样活跃的还有负责自省和反思的区域。

上述研究属于微观尺度——小规模人群做微小的手指动作。想象你身处一个更大、更密集的群体，可能在车站或体育赛事中。飞机场、火车站等大型公共交通系统的常见问题是，如何保证人的行走速度稳定，与前面的人步调一致。在理想状况下，这些场合的行人应当朝着同一方向走，人流才不会发生冲突。如何保证人流长时间稳定、可控呢？

另一个颇具启发性的研究探索了大脑如何参与更大规模的社会行走。[10] 这一实验使用近红外光谱技术（简称 NIRS），可以粗略测量大脑某些区域的摄氧量，理论依据是大脑更活跃的区域可能消耗更多氧气。参与者头戴 NIRS 设备，在行走过程中执行群体协调任务。一组根据 70 下每分钟（大概是一个年轻健康的成年人的静态心率）的节拍器声音来行走，另一组没有任何声音参考。第一组的行走协调性更高，他们的步调稳定。因为这一组有声音节奏，所以他们的额叶也比没有声音节奏的那组更活跃。额叶一般参与制定目标、计划行动，这意味着规律的节拍能促进额叶网络的同步，后者可能与计划和目标选择相关。[11]

此类研究表明，提供一个接近人类平均心率的声源，能够确保大批行人的步伐稳定。更快或更慢的节奏，需要人相应改变步调。这意味着一个与人的心率同步、微弱但可听见的声响，或许能够帮助忙碌的交通系统、音乐会甚至疏散人群时管理人流。

声音如何调整行人活动的节奏？研究显示，只是观察别人的活动，就能激发大脑的运动系统。比如，如果观看一只脚上下移动，观察者大脑控制脚部运动的运动皮质就被激活。[12]我们的神经系统先天具备模仿他人行为的功能和准备模仿的状态。我们自动且无意识地为社会驱动的运动同步做好准备，不管是身体某一部分，还是整个身体。（这种准备不会进入意识层面，除非我们有意识地做出自上而下的决定，要模仿另一个人的行为。）

这些研究证实了我们从日常生活中凭直觉得出的经验：人类对他人的行为极其敏感，并快速进行人际行为同步。这些能力在人类幼儿时期已经显现。婴儿在很小的时候就能追踪身边人的视线、头部及手部运动。此外，他们能够模仿别人对他们做出的动作。当涉及行走时会发生什么？儿童几岁开始对其他人的行走轨迹产生兴趣呢？他们大概在4岁的时候，对行走方向就具有和成人一样的敏感度。[13]一项实验证明了这一点。该实验把4岁的儿童放到电脑屏幕前，让他们看一个小人从屏幕上方走到下面。如果儿童不修正行走路线，小人会撞上树或房子。屏幕里的行人和边缘的障碍物都是二维的，因此，没有第三维度的线索帮助这些儿童预估行走轨迹，他们只能根据二维形象传递的运动信息做出预测。令人吃惊的是，儿童能够辨别任何微小的轨迹差异，与成人表现无异。

对他人行走方向的敏感，是一个颇具深意的社会信号，让人们在人群中穿梭却不会相撞。这样的敏感度是与其他行人交叉的必要条件（比如足球赛中的抢断）。对他人行走的敏感，在发育早期就出现了，这再次表明行走本质上具备深层的社会功能。比如，孩子跑向保育员，然后被揽入怀中；躲避捕食的野兽；跑去拥抱另一个小孩，或在游戏中拦住他。行走不仅仅是个人的移动,还是我们与其他人展开社会交往的前提。

我们之前提过,行走的演化具有显著的社会目的,如迁徙和探索,这是行走的一个重大但被人忽视的经验。我们一起步行抗议——反对政权的决策,或是反对某个人,或是因为对权利的侵犯——这是我们社会的基础。想要一起行走的意愿,共同表达对某事的喜欢或厌恶,是人之所以为人的真正核心,而与我们最亲近的物种并不具备。那么,这种一起行走和游行的意愿从何而来呢?研究表明,为共同的目标而成为群体中的一员,会让我们体验到心理快感——不管是为了游行示威、演唱会、宗教仪式,还是体育比赛。[14] 成为群体中的一员,人们至少会感受到瞬间的幸福。

这种集体活动带来的"欢腾",可以用自陈问卷衡量,它包含一些简单陈述,如"我参加自己喜欢的大型群体活动,比如看演唱会、去教堂或是集会,会感受到与他人的联系"或"当我参加婚礼的时候,我觉得同那个场合的其他人有了联系"。受访者要给问题评分,用7分等级表示从非常不同意到非常同意。女性的评分比男性略高,自认为虔诚的人比没有宗教信仰的人评分高。与其他自我报告测试对比后发现,问卷得分较高的人,往往自认为孤独感较少,情绪更积极,生活的意义也更明确,自我意识更强,在集体和社会关系中更容易相互依靠。这种"欢腾的集会",或者群体活动的心理优势,是真实存在的社会现象，而且与生活中涉及社会交往的其他方面密切相关。总的来说，它传递的信息是，那些在行走过程中感受到更多社会联系的人，看上去活得更好。

因为身处游行队伍中，人们的情感往往十分强烈，所以我们可能会认为，集会和游行能改变社会——情况并非总是如此。在自由社会里，我们能够参与大型集会，但坏处是，我们会误以为团结、相互依靠和关系产出真正影响了政治进程或政策。立法或政策实际上不被我们左右。尽管如此，有时游行能够演变成其他东西：大规模示威让独裁者感受到无能为力，因为不管是人民还是国家安全机构，都不再支持他们。游行不是没有意义，但需要其他致力于改变法律和政策的有效的联合行动配合。

甘地组织的大规模示威活动向世人证明，罔顾被统治者的意愿让殖民政权变得不堪一击。20世纪60年代美国开展的民权游行，也深知这一点。大规模游行的目的是展现强烈且广泛的民意，但是同时要有立法和民权法案的保障，才能为美国少数族裔的处境争取到深刻且持久的改变。20世纪60年代晚期，民权运动扩散到了北爱尔兰，游行者公开反对当时的斯托蒙特议会。在1969年的一次大型游行中，抗议者在本托雷特桥遭到袭击，历史学家将此描述为在北爱尔兰"点燃整个草原的星火"。[15]"燎原之火"持续了30年之久，近4000人因此丧生，冲突留下的创伤至今未能愈合。如果允许游行队伍通过，这一区域的历史或被改写，但这不过是历史反事实思考，结局如何，我们无从知晓。

正如我们在本书所见，行走本身是一种对个人生活和社会的各个方面都有重要意义的活动。行走应该成为政策制定者、医学专家和城市规划师的焦点。世界各地的步行者都需要一个宪章作为群体的基石。就其本质来说，这个宪章需要一些直截了当的原则，并由法律条款保障实施。我之前建议把 EASE 这个缩写词语送给我们的城市规划师和建筑师作为工具（让在城镇中行走变得便利、畅通无阻、安全和令人愉悦）。围绕 EASE 形成的设计理念将会提升我们每个人的生活质量。我们可以向往并把它转化为实际政策，要让政客明白，选民的选票取决于他们对步行者宪章的支持。宪章的原则要被转化为"落到实处"的设计——不是亡羊补牢之举，而是设计围绕的核心。

我们要传递的信息很明确：行走对人有好处。但是人类还是有些懒惰，对不符合我们世界观的信息心存抵触。在支持或反对某一事件的时候，需要背后的政策支撑。[16] 为了实现改变，最好的方法是基于证据呼吁事实和真相，以简短故事为背景，而故事能补充或呼应听者已有的价值观。

然而，如果只提供信息就够了，那就不会有反疫苗运动，不会有人吸烟，也不会有肥胖问题。推广行走的运动必须有简单、直接的行为改变方式，比如确保我们的城镇的通达性和可步行性，提供精心规划的散步绿地，把步行者的需要看作人类移动和运动的中心体验。我们要确保可以在城镇做符合我们天性的事：有更多机会活动，有更多地方休息、充电。创造、设计、建造、维护行走的场所和空间是当下与未来的挑战，迎接这个挑战会让我们的生活更加丰富，结果绝对超出想象。

# 后　记

我们通过这本书，回溯人类演化历程，与我们两足行走的祖先相遇。我们目睹自然如何一再想出"行走"这一奇思妙解：从海底生物到海滩上匍匐觅食的四足动物，再到不断征服新世界的人类，在一次次大迁徙中走出非洲，走向世界。为了不迷路，我们需要认知地图，而它只有通过行走的反复激活才能发挥最佳效用。

我们赞叹现代城市的奇观。这些城市可以成就最棒的漫步旅程，只要在设计城市时考虑行走因素。以最大的包容性构思城市中的行走——要让老人、年轻人、拄拐杖的人和坐轮椅的人便利、通畅、安全和愉悦地行走。我们已经逐渐变成城市生物，在这个过程中，不要忘了城市是为人而建的。

我们回到童年，回到学习站立、挣扎起身、摔倒和再次起身的过程中。通过行走，我们的所有感官得到增强；双手获得解放去做动作、使用工具、搬运食物和抱起儿童；双脚有节奏地移动，在空中摆动，稳稳地落在地面，利用摩擦力继续前行。最令人惊讶的是，这些多是无意识的自发动作。

阅读本书的收获怎样才能持久地影响我们的生活呢？首先，使用步行应用程序，设置提醒：今天走了多少步？上周走了多少步？你不仅可以测量自己的步数，还能和朋友、同年龄段的人，甚至全国的人比较。为了多走一点路，可以把车停远一点，提前一站下车，走路去购物、上班或上学。

我们都知道，行走能提升情绪水平，而且程度超乎想象。散步能让你远离抑郁，阻止因为久坐造成的性格缓慢恶化。行走还能带来巨大的解决问题的能力。你的创造灵感，就在行走中孕育，能帮你解决生活中各种问题。

本书最核心的观点就是：行走能够从各方面提升我们的社会、心理和神经功能。它是我们每个人都需要的一个药方，简单却能提升生活质量和促进身体健康。我们要经常使用它，剂量或大或小，节奏适当，无论在野外还是城镇中，每天如此。我们要让散步成为日常生活的习惯。不断踏上路面，让风吹拂脸颊，让日光和街灯在眼前摇曳；感受雨滴的滋润，感受脚下的地面，倾听周围的声响；说话，即便是自言自语；按行走的节奏放松，让思绪游荡、斟酌、沉思；走回过去，探索可能的未来；或者什么都不想。行走源自我们久远的演化史，它也代表了我们的未来，因为它只会带来好处，我们都明白这一点。

# 致 谢

撰写本书的想法源自2016年10月我和我睿智博学的文学经纪人——AM Heath代理公司的比尔·汉密尔顿——在伦敦惠康收藏馆的一次重大而发人深省的聊天。正是这次充满启发、有趣、重要的对话，我意识到应该写本书。谢谢你，比尔！还要感谢AM Heath的团队，尤其是珍妮弗·卡斯特和埃莱娜·费雷，他们为本书的问世付出了许多心血。特别感谢博德利·黑德出版公司（The Bodley Head）的斯图亚特·威廉斯，是他慧眼识珠，极力促成了本书的出版。他是最棒的编辑和出版人。同时感谢安娜-索菲亚·沃茨和劳伦·霍华德认真审校我的手稿。

我前两本书的主题与本书截然不同，但它们背后的主旋律却是一致的，即"世界中的大脑"，用"大脑之眼"观察这个世界。我的一个研究重点，就是将心理学和神经科学应用到决策等相关领域。现在是投身大脑和行为科学的最佳时间，因为世界各地都进行着出色的研究。我希望，本书能让有关决策者——社会团体、政府部门、商业机构等组织——在制定和实施公共政策的过程中，更审慎地看待科学研究和证据；并且当证据表明他们做得不够好的时候，能像科学家那样，用实验验证想法，及时抛弃错误观念。本书提出的观点，基于我阅读的同行评议文献。尽管这些文献在政客、建筑师、规划师和道路工程师看来存在争议，但是在心理学和神经科学领域绝对站得住脚。我们的城市规划师和工程师必须将可步行性纳入城镇的核心活动，那才是我们的城镇运行的基础——所有人都会因此受益。

这么多年，我积累了许多愉快的行走体验，同行的伙伴太多了，就不一一列举。不过，我还是要表达我对他们的感谢。我的父母——玛丽和罗里，每次摔倒时他们都陪在我身旁——尽管我自己没什么印象了，但就是这样我才学会了走路。毛拉，我的妻子，这么多年来我们一起走过许多地方，留下许多美好回忆（这里特别纪念我们漫步戈尔韦湾边缘的索尔特希尔散步大道，现在并入了爱尔兰的野性大西洋之路）。我们的女儿拉迪，常常在真正开始散步的时候，才想起自己多喜欢走路。我和唐纳利一家人经常在韦斯特波特散步。这里要特别感谢迈尔斯·斯汤顿，是他主导了韦斯特波特绿道的建设。约翰·米勒和已故的文森特·麦克洛克林，谢谢你们带我第一次和以后多次步行穿越威克洛山。迈克尔·吉尔克里斯特，我们一起多次漫步于威克洛和沃特福德。文森特·沃尔什，我们一起在壮观的伦敦完成漫长、曲折的步行，希望以后继续。教我拉丁语的特德·林奇，我们一起步行感受巴黎的奇迹。恩达·卡恩斯,多少个晚上我们一起散步,体会基利尼山和多基的美景。这么多年陪我穿行各地的人们,谢谢你们。

詹妮弗·鲁因、约翰·米勒、文森特·沃尔什、罗伯特·麦克钠、夏洛特·卡拉汉、菲奥娜·纽厄尔、乔瓦尼·弗拉泽托、特德·林奇、比尔·汉密尔顿和珍妮弗·卡斯特,谢谢你们阅读本书的手稿,帮我提升文稿质量和写作水平。

苏珊·坎特韦尔出色的秘书工作,极大地加快了交稿的速度,我感激不尽。

还要谢谢惠康基金会和爱尔兰科学基金会多年来对我的支持,多亏你们慷慨解囊,我的研究才顺利开展。特别感谢都柏林三一学院,你们为我提供了绝佳的研究和工作环境。和往常一样,本书中的任何错误,都是我自己的问题,先跟各位读者说声抱歉。当然,我要忍痛放弃科学文献中的某些主题,还要取舍所探讨的主题的选择和范围。不可避免地,本书的内容是有限的,总会有遗漏(比如,最近科学家在脊髓修复领域的重大进展,这值得写一本专著论述[1])。

# 注　释

## 序　言

1. Fitch, W. T. (2000), "The evolution of speech: a comparative review", *Trends in Cognitive Sciences*, 4(7), 258–67, http://citeseerx.ist.psu.edu/viewdoc/download?doi=10.1.1.22.3754&rep=rep1&type=pdf.
2. 有大量关于人类直立行走的文献，以下仅为一小部分。Thorpe et al. (2007), "Origin of human bipedalism as an adaptation for locomotion on flexible branches", *Science*, 316(5829), 1328–31, http://science.sciencemag.org/content/316/5829/1328.long; Sockol et al. (2007), "Chimpanzee locomotor energetics and the origin of human bipedalism", *Proceedings of the National Academy of Sciences*, 104(30), 12265–9, http://www.pnas.org/content/pnas/104/30/12265.full.pdf; Schmitt, D. (2003), "Insights into the evolution of human bipedalism from experimental studies of humans and other primates", *Journal of Experimental Biology*, 206(9), 1437–48, http://jeb.biologists.org/content/jexbio/206/9/1437.full.pdf.
3. 但机器人学家正在尝试。参见 "Robot Masters Human Balancing Act", https://news.utexas.edu/2018/10/02/robot-masters-human-balancing-act，这是一个很有希望的开端，波士顿动力公司的大狗机器人是一种非凡的四足机器人（https://www.bostondynamics.com/bigdog）。
4. Straus (1952), "The Upright Posture", *Psychiatric Quarterly*, 26, 529–61,

https://link.springer.com/article/10.1007%2FBF01568490.
5. Richmond et al., (2001) "Origin of human bipedalism: the knuckle-walking hypothesis revisited", *American Journal of Physical Anthropology*, 116(S33), 70–105, https://onlinelibrary.wiley.com/doi/pdf/10.1002/ajpa.10019.
6. Abourachid and Höfling (2012), "The legs: a key to bird evolutionary success", *Journal of Ornithology*, 153(1), 193–8, https://link.springer.com/article/10.1007/s10336-012-0856-9.
7. https://www.bbc.com/news/uk-scotland-north-east-orkney-shetland-45758016.

## 第一章　为什么说行走对我们有益

1. Woon et al. (2013), "CT morphology and morphometry of the normal adult coccyx", *European Spine Journal*, 22, 863–70, https://link.springer.com/article/10.1007/s00586-012-2595-2.
2. Rousseau, J. J. and Cohen, J. M. (1953), *The Confessions of Jean-Jacques Rousseau* (Penguin).
3. 心理学家马丁·康韦（Martin Conway）提出："很多经历，仅回忆起其意义或要点，就够了。" https://old-homepages.abdn.ac.uk/k.allan/pages/dept/webfiles/4thyear/conway%202005%20jml.pdf.
4. Stroop, J. R. (1935), "Studies of interference in serial verbal reactions", *Journal of Experimental Psychology*, 18(6), 643–62, doi:10.1037/h0054651.
5. 5.Rosenbaum et al. (2017), "Stand by Your Stroop: Standing Up Enhances Selective Attention and Cognitive Control", *Psychological Science*, 28(12), 1864–7, http:// journals.sagepub.com/doi/pdf/10.1177/0956797617721270.
6. Carter et al. (2018), "Regular walking breaks prevent the decline in cerebral blood flow associated with prolonged sitting", https://www.physiology.org/doi/full/10.1152/japplphysiol.00310.2018; Climie et al. (2018), "Simple intermittent resistance activity mitigates the detrimental effect of prolonged unbroken sitting on arterial function in overweight and obese adults", https://www.physiology.org/doi/full/10.1152/japplphysiol.00544.2018#.XCgVpEcW2lg.twitter.
7. Horner et al. (2015), "Acute exercise and gastric emptying: a meta-analysis and implications for appetite control", *Sports Medicine*, 45(5), 659–78; Keeling et al. (1990), "Orocecal transit during mild exercise in women",

*Journal of Applied Physiology*, 68(4), 1350–3.
8 在有氧运动过程中，海马体展现出特别强的可塑性。不同群组的数据显示，规律的有氧运动能够引发这一效应，促进心脏健康的干预手段也能增进大脑健康。Erickson et al. (2011), "Exercise training increases size of hippocampus and improves memory", *Proceedings of the National Academy of Sciences*, 108(7), 3017–22, http://www.pnas.org/content/ pnas/108/7/3017.full.pdf; Erickson et al. (2009), "Aerobic fitness is associated with hippocampal volume in elderly humans", *Hippocampus*, 19(10), 1030–9, https:// www.ncbi.nlm.nih.gov/pmc/articles/PMC3072565/; Thomas et al. (2016), "Multi-modal characterization of rapid anterior hippocampal volume increase associated with aerobic exercise", *Neuroimage*, 131, 162–70, https://www.ncbi.nlm.nih.gov/ pmc/articles/PMC4848119/. 也参见 Griffin et al. (2011), "Aerobic exercise improves hippocampal function and increases BDNF in the serum of young adult males", *Physiology & Behavior*, 104(5), 934–41, https://www.sciencedirect.com/ science/article/pii/S0031938411003088，显示对年轻人也有同样效果。
9 Griffin et al., op. cit.
10 不过这种惊人的大脑成像技术有一个核心问题：首先得提出一个理论，说明某一活动在大脑哪个部位发生、什么原理、在何种时间尺度上，以支持某一特定的功能或过程，在这个功能或过程中，大脑的某个或多个部分独立工作，或更有可能协同运行。不仅如此，还要假设活动在大脑不同区域内和不同区域之间发生的顺序。因此，突验和理解大脑运行的任务设计至关重要。然后展开对照实验：对照组不进行任何改变或操控，以对照组为基准，衡量操控引起的变化。没有合适的对照，就无从知晓观察到的变化是偶然出现，还是因为实验操控。你怎么能确定自己获得的不是所谓的"假阳性"结果呢？对照、数据分析、好的理论假设、合理的实验、清晰的思路、不糊弄的态度，以及让理论经受数据检验的决心，这些是大脑成像实验者（甚至所有科学家）的必备素质。
11 Ladouce et al. (2017), "Understanding minds in real-world environments: toward a mobile cognition approach", *Frontiers in human neuroscience*, 10, 694, https://www.frontiersin.org/articles/10.3389/fnhum.2016.00694/full.
12 经验抽样法让我们得以了解人们在外出散步等生活过程中的所想所感。Csikszentmihalyi, M. and Larson, R. (2014), *Validity and reliability of the experience-sampling method. In Flow and the foundations of positive*

*psychology* (Springer), 35–54.

13. Fu et al (2014), "A cortical circuit for gain control by behavioral state", *Cell*, 156(6), 1139–52, https://www.sciencedirect.com/science/article/pii/S0092867414001445; Dadarlat, M. C. and Stryker, M. P. (2017), "Locomotion enhances neural encoding of visual stimuli in mouse V1", *Journal of Neuroscience*, 2728–16, http://www.jneurosci.org/content/jneuro/early/2017/03/06/JNEUROSCI.2728-16.2017.full.pdf.

14. http://www.iceman.it/en/the-iceman/(Ötzi the Iceman Archaeologic sensation, media star, research topic, museum object); Oeggl et al. (2007), "The reconstruction of the last itinerary of 'Ötzi', the Neolithic Iceman, by pollen analyses from sequen-tially sampled gut extracts", *Quaternary Science Reviews*, 26(7–8), 853–61; https://s3.amazonaws.com/academia.edu.documents/41301635/The_reconstruction_of_the_last_itinerary20160118-13142-1a3jpae.pdf; Paterlini, M. (2011), "Anthropology: The Iceman defrosted", *Nature*, 471(7336), 34, https://www.researchgate.net/profile/Marta_Paterlini/publication/50267692_Anthropology_The_Iceman_defrosted/links/58ad462f92851c3cfda0705c/Anthropology-The-Iceman-defrosted.pdf.

15. https://www.washingtonpost.com/ ... iceman/0d60afe8-a3c6-4a9c-acfa-16c9147b40d4/.

16. Ardigò et al. (2011), "Physiological adaptation of a mature adult walking the Alps", *Wilderness & environmental medicine*, 22(3), 236–41, https://www.wemjournal.org/article/S1080-6032(11)00080-9/fulltext. 这个案例颇具启发性，搜集了人类在野外长距离行走多日的数据。维罗纳大学和帕尔马大学的卢卡·阿尔迪文及同事，共同研究一位 62 岁的活跃男性如何适应和应对在阿尔卑斯山的长途跋涉。这位不具名的意大利男子在阿尔卑斯徒步线路上走了 1300 千米。

17. Kaplan et al. (2017), "Coronary atherosclerosis in indigenous South American Tsimane: a cross-sectional cohort study", *The Lancet*, 389(10080), 1730–9, https://www.thelancet.com/journals/lancet/article/PIIS0140-6736(17)30752-3/fulltext?code=lancet-site.

18. 我经常想，受到这个案例的启发，以及我们所了解的锻炼对大脑和身体的积极影响，长时间的野外行走是否对某些类型的抑郁症有效。我并没有证据证明这一点，但是鉴于我们将看到的受行走调节的大脑和身体系统的数量，这一论断并非荒谬。

19　Stone et al. (eds) (1999), *The Science of Self-Report: Implications for Research and Practice* (LEA).
20　Althoff et al. (2017), "Large-scale physical activity data reveal worldwide activity inequality", *Nature*, 547(7663), 336, https://www.ncbi.nlm.nih.gov/pmc/articles/PMC5774986/. 这里要注意，在奥尔索夫的研究中，活动强度很可能被低估了，因为只采纳了计步器的数据。用于游泳、高强度的壁球或羽毛球，还有其他有身体接触的团队运动的时间，都没有被智能手机记录（尽管现在出现越来越多新的方式为专业运动员记录这些数据）。

## 第二章　走出非洲

1　https://www.chesapeakebay.net/S=0/fieldguide/critter/sea_squirt(Sea Squirt *Molgula manhattensis*); http://tunicate-portal.org/; Corbo et al. (2001), "The ascidian as a model organism in developmental and evolutionary biology", *Cell*, 106(5), 535–8, https://www.cell.com/fulltext/S0092-8674(01)00481-0; Christiaen et al. (2009), "The sea squirt Ciona intestinalis", *Cold Spring Harbor Protocols*, 2009(12), pdb-emo138, https://www.researchgate.net/profile/Lionel_Christiaen/publication/41424487_The_Sea_Squirt_Ciona_intestinalis/links/5760590d08ae2b8d20eb5fe7/The-Sea-Squirt-Ciona-intestinalis.pdf.
2　不过，还有一些神经节或类神经功能留存，以控制剩余器官活动。
3　https://www.uas.alaska.edu/arts_sciences/naturalsciences/biology/tamone/catalog/cnidaria/urticina_crassicornis/life_history.htm; Geller et al. (2005), "Fission in sea anemones: integrative studies of life cycle evolution", *Integrative and Comparative Biology*, 45(4), 615–22, https://academic.oup.com/icb/article/45/4/615/636408.
4　https://teara.govt.nz/en/diagram/5355/jellyfish-life-cycle; Katsuki, T., & Greenspan, R. J. (2013), "Jellyfish nervous systems", *Current Biology*, 23(14), R592–4, https://www.cell.com/current-biology/pdf/S0960-9822(13)00359-X.pdf.
5　Lee, R., & Roberts, D. (1997), "Last interglacial (c.117 kyr) human footprints from South Africa", *South African Journal of Science*, 93(8), 349–50; Roberts, D. L. (2008), "Last interglacial hominid and associated vertebrate fossil trackways in coastal eolianites, South Africa", *Ichnos*, 15(3–4), 190–207;

American Association for the Advancement of Science (1998), "Humanity's Baby Steps", *Science*, 282(5394), 1635, http://science.sciencemag.org/content/282/5394/1635.1; https:// en.wikipedia.org/wiki/Eve%27s_footprint.

6 遗憾的是，自然选择的演化被广泛误解，而且从达尔文首次阐明其规则就开始了。自然选择的演化从观察生物各种各样的差异开始：高度、重量、长度、偏爱的食物来源、神经系统的复杂性、牙齿……无穷无尽，这些统称为"表型"。同一种类或不同种类的生物个体的身高、体重、对食物来源或捕猎者出现的反应速度等存在差异。生物的差异必然源自不同的基因编码（必要的遗传机制），如此自然选择的演化才能发挥作用。因此，身体的基本结构都被编码在生物的基因组中。表型的差异来自生物的不同基因，在基因向下一代传递的过程中可能发生突变，使生物产生变异。环境又成为这些变异的过滤器：更高一点，就能获得树上的食物；体型小一点，就能在地面觅食；夜间视力更好，就能躲避捕食者。拥有利于生存特征的生物可能继续繁殖，没有这些特征的生物就在历史长河中消失了。因此，自然选择的演化要起作用，需要相当长的时间，其间会淘汰许许多多生物（事实上，过去的物种大多都灭绝了）。上述所有因素加起来，结果就是不同的存活率和繁殖率，经历漫长的时间，产生组成遗传群体的个体生物的特征。

7 Hardin et al. (2012), *Becker's World of the Cell* (Benjamin Cummings).

8 Maniloff, Jack (1996), "The Minimal Cell Genome: 'On Being the Right Size'", *Proceedings of the National Academy of Sciences of the United States of America*, 93(19), 10004–6.

9 Woltering et al. (2014), "Conservation and divergence of regulatory strategies at Hox Loci and the origin of tetrapod digits", *PLoS biology*, 12(1), e1001773, https://journals.plos.org/plosbiology/article?id=10.1371/journal.pbio.1001773. 这是对同源异形基因的简单介绍，John Long and Yann Gibert: "These genes are made for walking another step from fins to limbs", https://theconversation.com/these-genes-are-made-for-walking-another-step-from-fins-to-limbs-22126。但请注意，在海底行走的鱼类（如狯鳙）的存在，动摇了抑制基因使这些早期鱼类的肢体表达失活的观点（见下一条注释）。以下是更多对同源异形基因、肢体的分割和形成，以及同源异形基因对演化的意义的技术性介绍：Shubin et al. (1997), "Fossils, genes and the evolution of animal limbs", *Nature*, 388(6643), 639, https://www.researchgate.net/publication/13958634_Fossils_genes_and_the_evolution_of_animal_limbs；Burke et al. (1995),

"Hox genes and the evolution of vertebrate axial morphology", *Development*, 121(2), 333–46, http://dev.biologists.org/content/121/2/333.short; Petit, F., Sears, K. E. and Ahituv, N.(2017), "Limb development: a paradigm of gene regulation", *Nature Reviews Genetics*, 18(4), 245, https://www.researchgate.net/publication/313375342_Limb_ development_a_paradigm_of_gene_ regulation。

10 Lutz et al. (1996), "Rescue of Drosophila labial null mutant by the chicken ortholog Hoxb-1 demonstrates that the function of Hox genes is phylogenetically conserved", *Genes & development*, 10(2), 176–84, http://genesdev.cshlp.org/ content/10/2/176.full.pdf.

11 这篇优秀的《国家地理》中的文章有一段精彩的猬鳐行走的视频：https://news.nationalgeographic.com/2018/02/skate-neural-genetics-walking-human-evolution-spd/；也见 https://www.sciencedaily.com/releases/ 2018/02/180208120912.htm; Jung et al. (2018), "The ancient origins of neural substrates for land walking", *Cell*, 172(4), 667–82, https://www.cell.com/cell/ fulltext/S0092-8674(18)30050-3?innerTabvideo-abstract_mmc8=。

12 Dawkins, R. (1996), *The Blind Watchmaker: Why the evidence of evolution reveals a universe without design* (W. W. Norton & Company).

13 http://www.ucmp.berkeley.edu/vertebrates/tetrapods/tetraintro.html; https://www.sciencedirect.com/topics/veterinary-science-and-veterinary-medicine/tetrapod.

14 http://www.valentiaisland.ie/explore-valentia/tetrapod-trackway/; Stössel, I. (1995), "The discovery of a new Devonian tetrapod trackway in SW Ireland", *Journal of the Geological Society*, 152(2), 407–13, https://www.researchgate.net/ publication/249545894_The_discovery_of_a_new_Devonian_tetrapod_ trackway_in_ SW_Ireland. 然而，当地政府可以采取更多措施支持徒步者。只需标明路径和步道，不需过多维护，沿途设置一些挡风遮雨的小站以应对大西洋天气转变，就能让各方满意。

15 Apes (https://www2.palomar.edu/anthro/primate/prim_7.htm); Gebo, D. L. (2013), "Primate Locomotion", *Nature Education Knowledge*, 4(8):1, https://www. nature.com/scitable/knowledge/library/primate-locomotion-105284696; http:// www.indiana.edu/~semliki/PDFs/HuntCognitiveDemands.pdf; https://scholar.harvard.edu/files/dlieberman/files/2015f.pdf.

16 https://answersafrica.com/african-proverbs-meanings.html; some have

disputed the origins of this saying (https://www.npr.org/sections/goatsandsoda/2016/07/30/487925796/it-takes-a-village-to-determine-the-origins-of-an-african-proverb), suggesting that its African origins are unclear, but it does catch an essential truth about walking collectively, as opposed to going it alone. 虽然这一谚语的非洲起源并不确定，但是抓住了结伴前行与独自前行的本质差别。

17 Lee, Sang-Hee (2018), "Where Do We Come From?", *Anthropology News*, 18 September 2018, doi:10.1111/AN.972, http://www.anthropology-news.org/index. php/2018/09/18/where-do-we-come-from/.

18 Sankararaman et al. (2012), "The date of interbreeding between Neanderthals and modern humans", *PLoS genetics*, 8(10), e1002947, https://journals.plos.org/ plosgenetics/article?id=10.1371/journal.pgen.1002947.

19 http://humanorigins.si.edu/evidence/human-fossils/species/ardipithecus ramidus; White et al. (2009), "Ardipithecus ramidus and the paleobiology of early hominids", *Science*, 326(5949), 64–86, http://science.sciencemag.org/content/ sci/326/5949/64.full.pdf; Kimbel et al. (2014), "Ardipithecus ramidus and the evolution of the human cranial base", *Proceedings of the National Academy of Sciences*, 111(3), 948–53, http://www.pnas.org/content/pnas/111/3/948.full. pdf.

20 https://iho.asu.edu/about/lucys-story. 维基百科有很好的简介，https://en.wikipedia.org/wiki/Lucy_(Australopithecus)。

21 Gittelman et al. (2015), "Comprehensive identification and analysis of human accelerated regulatory DNA", *Genome research*, https://genome.cshlp.org/content/25/9/1245; Machnicki et al. (2016), "First steps of bipedality in homi-nids: evidence from the atelid and proconsulid pelvis", *PeerJ*, 4, e1521. doi:10.7717/ peerj.1521, https://www.ncbi.nlm.nih.gov/pmc/articles/PMC4715437/.

22 Bradley et al. (1998), "Genetics and domestic cattle origins", *Evolutionary Anthropology: Issues, News, and Reviews*, 6, 79–86, https://onlinelibrary.wiley.com/ doi/pdf/10.1002/%28SICI%291520-6505%281998%296%3A3%3C79%3A%3AAID-EVAN2%3E3.0.CO%3B2-R; Beja-Pereira et al. (2003), "Gene-culture coevolution between cattle milk protein genes and human lactase genes", *Nature genetics*, 35(4), 311, https://www.researchgate.net/profile/Andrew_Chamberlain/publication/ 8993180_Gene-culture_

coevolution_between_cattle_milk_protein_genes_and_ human_lactase_genes/links/00b495228d03d99e02000000/Gene-culture-coevolution-between-cattle-milk-protein-genes-and-human-lactase-genes.pdf.

23 Holowka, N. B. and Lieberman, D. E. (2018), "Rethinking the evolution of the human foot: insights from experimental research", *Journal of Experimental Biology*, 221(17), jeb17442, https://www.nicholasholowka.com/uploads/2/8/1/2/28124491/holowka_and_lieberman_2018_jeb.pdf.

24 Raichlen et al. (2010), "Laetoli footprints preserve earliest direct evidence of human-like bipedal biomechanics", *PLoS One*, 5(3), e9769, https://journals.plos. org/plosone/article?id=10.1371/journal.pone.0009769. 当然，这里要注意，人类谱系中更早的变种完全可能有和现代人类相同的足印，比如南方古猿。

25 Pontzer, H. (2017), "Economy and endurance in human evolution", *Current Biology*, 27(12), R613–21, https://www.cell.com/current-biology/pdf/S0960-9822(17)30567-5.pdf.

26 Pontzer et al. (2012), "Hunter-gatherer energetics and human obesity", *PLoS One*, 7(7), e40503, https://journals.plos.org/plosone/article?id=10.1371/journal. pone.0040503. 他们选取30位成年哈扎人，男女各一半，将他们与来自发达市场经济体的体重正常的相似群体进行对比。

27 Selinger et al. (2015), "Humans can continuously optimize energetic cost during walking", *Current Biology*, 25(18), 2452–6, https://www.sciencedirect.com/science/article/pii/S0960982215009586.

28 Hall et al. (2019), "Ultra-processed diets cause excess calorie intake and weight gain: An inpatient randomized controlled trial of ad libitum food intake", *Cell Metabolism*, https://www.cell.com/cell-metabolism/pdfExtended/S1550-4131(19)30248-7 (see also: https://www.nytimes.com/2019/05/16/well/eat/why-eating-processed-foods-might-make-you-fat.html). 这一研究比较人类两种饮食的差别：精加工食品和非加工食品。吃精加工食品的一组在短短14天内就增重约1千克，而吃非加工食品的那组体重减轻1千克。

29 Lieberman, D. E. (2015), "Is exercise really medicine? An evolutionary perspective", *Current sports medicine reports*, 14(4), 313–19, https://scholar.harvard.edu/dlieberman/publications/exercise-really-medicine-evolutionary-perspective. 对利伯曼的有趣采访：https://news.harvard.edu/gazette/story/2018/04/harvard-evolutionary-biologist-daniel-lieberman-on-the-past-present-

and-future-of-speed/。

30 https://www.nhs.uk/common-health-questions/food-and-diet/what-should-my-daily-intake-of-calories-be/; https://www.cnpp.usda.gov/sites/default/files/usda_food_patterns/EstimatedCalorieNeedsPerDayTable.pdf.

## 第三章 如何行走：行走的机制

1 Adolph et al. (2012), "How do you learn to walk? Thousands of steps and dozens of falls per day", *Psychological Science*, 23(11), 1387–94, http://journals.sagepub.com/doi/pdf/10.1177/0956797612446346.

2 D'Avella et al. (2003), "Combinations of muscle synergies in the construction of a natural motor behavior", *Nature Neuroscience*, 6(3), 300, http://e.guigon.free.fr/rsc/article/dAvellaEtAl03.pdf; for the larger debate about the recruitment of muscles during motor control, see Tresch, M. C. and Jarc, A. (2009), "The case for and against muscle synergies", *Current Opinion in Neurobiology*, 19(6), 601–7, https://www.ncbi.nlm.nih.gov/pmc/articles/PMC2818278/.

3 La Fougere et al. (2010), "Real versus imagined locomotion: a [18F]-FDG PET-fMRI comparison", *Neuroimage*, 50(4), 1589–98, https://s3.amazonaws.com/academia.edu.documents/44014268/Real_versus_imagined_locomotion_a_18F-FD20160322-1395-wry1yz.pdf.

4 Berthoz, A. (2000), *The Brain's Sense of Movement* (Harvard University Press); Pozzo et al. (1990), "Head stabilization during various locomotor tasks in humans", *Experimental Brain Research*, 82(1), 97–106, https://www.researchgate.net/publication/20897989_Head_stabilization_during_various_locomotor_tasks_in_humans_-_I_Normal_subjects; Pozzo et al. (1991), "Head stabilization during various locomotor tasks in humans", *Experimental Brain Research*, 85(1), 208–17, https://www.researchgate.net/profile/Thierry_Pozzo/publication/21229398_Head_Stabilization_during_Locomotion_Perturbations_Induced_by_Vestibular_Disorders/links/00b4953aa8d3c3714b000000/Head-Stabilization-during-Locomotion-Perturbations-Induced-by-Vestibular-Disorders.pdf.

5 Day, B. L. and Fitzpatrick, R. C. (2005), "The vestibular system", *Current Biology*, 15(15), R583–6, https://www.cell.com/current-biology/pdf/S0960-

9822(05)00837-7. pdf; Khan, S. and Chang, R. (2013), "Anatomy of the vestibular system: a review", *NeuroRehabilitation*, 32(3), 437–43, https://www.researchgate.net/publication/ 236642391_Anatomy_of_the_vestibular_system_A_review.

6  Hobson et al. (1998), "Sleep and vestibular adaptation: Implications for function in microgravity", *Journal of Vestibular Research*, 8(1), 81–94, https://pdfs. semanticscholar.org/a8bd/5e00ae66990b59b47a07425ea6f536d7a9ef. pdf.

7  https://www.awatrees.com/2014/05/18/asleep-with-our-arboreal-ancestors/; https://www.newscientist.com/article/mg21128335-200-anthropologist-i-slept-up-a-tree-to-understand-chimps/; http://www.bbc.com/earth/story/20150415-apes-reveal-sleep-secrets.

8  Murray et al. (2018), "Balance Control Mediated by Vestibular Circuits Directing Limb Extension or Antagonist Muscle Co-activation", *Cell reports*, 22(5), 1325–38, https://www.sciencedirect.com/science/article/pii/S2211124718300263.

9  Pandolf, K. B. and Burr, R. E. (2002), *Medical Aspects of Harsh Environments. Volume 2* (Walter Reed Army Medical Center), http://www.dtic.mil/dtic/tr/fulltext/u2/a433963.pdf.

10  Cha, Y.H. (2009), "Mal de débarquement", *Seminars in Neurology*, 29(5), 520; https://www.ncbi.nlm.nih.gov/pmc/articles/PMC2846419/.

11  Salinas et al. (2017), "How humans use visual optic flow to regulate stepping during walking", *Gait & Posture*, 57, 15–20, https://www.researchgate.net/ publication/316802386_How_Humans_Use_Visual_Optic_Flow_to_Regulate_ Stepping_During_Walking.

12  Kuo, A.D. (2007), "The six determinants of gait and the inverted pendulum analogy: A dynamic walking perspective", *Human Movement Science*, 26, 617–56, http://citeseerx.ist.psu.edu/viewdoc/download?doi=10.1.1.570.8263&rep=rep1& type=pdf.

13  Dimitrijevic et al. (1998), "Evidence for a Spinal Central Pattern Generator in Humans", *Annals of the New York Academy of Sciences*, 860(1), 360–76, https://www. researchgate.net/publication/13361553_Evidence_for_a_spinal_central_pattern_ generator_in_humans_Ann_N_Y_Acad_Sci; Duysens, J. and Van de Crommert, H. W. (1998), "Neural control of locomotion; Part 1:

The central pattern generator from cats to humans", *Gait & posture*, 7(2), 131–41, https://repository.ubn.ru.nl// bitstream/handle/2066/24493/24493. PDF?sequence=1; Calancie et al. (1994), "Involuntary stepping after chronic spinal cord injury: evidence for a central rhythm generator for locomotion in man", *Brain*, 117(5), 1143–59, http://citeseerx.ist.psu.edu/ viewdoc/download ?doi=10.1.1.666.9110&rep=rep1&type=pdf.

14　动觉（kinaethesis）一词，有时也大致指代肌肉和运动传递的特定信号。

15　Shirai, N. and Imura, T. (2014), "Looking away before moving forward: Changes in optic-flow perception precede locomotor development", *Psychological science*, 25(2), 485–93, https://www.researchgate.net/ publication/259499202_Looking_ Away_Before_Moving_Forward.

16　Garrett et al. (2002), "Locomotor milestones and baby walkers: cross sectional study", *BMJ*, 324(7352), 1494, https://www.bmj.com/content/324/7352/1494.full.

## 第四章　如何行走：去哪儿

1　Mittelstaedt, M. L. and Mittelstaedt, H. (1980), "Homing by path integration in a mammal", *Naturwissenschaften*, 67(11), 566–7, https://www.researchgate.net/ publication/227274996_Homing_by_path_integration_in_a_mammal; Etienne, A. S. and Jeffery, K. J. (2004), 'Path integration in mammals', *Hippocampus*, 14(2), 180–92, https://onlinelibrary.wiley.com/doi/pdf/10.1002/hipo.10173.

2　Loomis et al. (1993), "Nonvisual navigation by blind and sighted: assessment of path integration ability", *Journal of Experimental Psychology: General*, 122(1), 73; https://pdfs.semanticscholar.org/b7d7/10824cd468d1ce420046b66574dfb2f 08cd8.pdf. 注意，在这类实验中，很容易用不正当手段获得你想要的结果。卢米斯和他的同事格外小心地控制实验参与者的人口组成：所有参与者年纪相仿，不是上班族就是大学生，都能正常行走，以切断偏见和干扰的来源，避免扰乱实验。

3　http://www.nasonline.org/publications/biographical-memoirs/memoir-pdfs/tolman-edward.pdf; Tolman, E. C. (1948), "Cognitive maps in rats and men", *Psychological review*, 55(4), 189, https://pdfs.semanticscholar.org/0874/ a64d60a23a20303877e23caf8e1d4bb446a4.pdf.

4 Holland, P. C. (2008), "Cognitive versus stimulus-response theories of learning", *Learning & behavior*, 36(3), 227–41, https://link.springer.com/content/ pdf/10.3758/LB.36.3.227.pdf. 这里对某些行为主义者（如克拉克·赫尔）埋头研究的此类理论细节进行了一些简化，但是足以说明问题的大致情况。在现代关于动机的理论背景下，对赫尔的"驱力消减理论"的讨论见：Callaghan et al. (2018), "Potential roles for opioid receptors in motivation and major depressive disorder", *Progress in Brain Research* 239, 89–119。赫尔的研究对现代动机理论贡献更多，他的工作在一定程度上被忽视了。

5 Koffka, K. (2013), *Principles of Gestalt Psychology* (Routledge). 维基百科上对格式塔心理学的描述（https://en.wikipedia.org/wiki/Gestalt_psychology）比较全面，是了解这一理论不错的起点："格式塔理论认为，人的意识（知觉系统）形成知觉或'格式塔'的时候，整体有自身的实在，独立于各部分。格式塔心理学家库特·考夫卡的那句名言原本是这么说的，'整体并非其部分之和'，然而这句话却常被错译成'整体大于其部分之和'，用来解释格式塔理论，进而错误地用于系统理论。考夫卡本人并不喜欢这一翻译。他坚持纠正那些用'大于'替换'并非'的学生。'这不是加法。'他说，整体是独立的存在。"

6 Souman et al. (2009), "Walking straight into circles", *Current biology*, 19(18), 1538–42, https://www.sciencedirect.com/science/article/pii/S0960982209014791.

7 Brunec et al. (2017), "Contracted time and expanded space: The impact of circumnavigation on judgements of space and time", *Cognition*, 166, 425–32, https://www.sciencedirect.com/science/article/pii/S001002771730166X. 这篇论文有我读过的论文中可能最伟大的一句话："每次送达后，他们（实验参与者）都被传送回起点，然后接到一个新目标！"这项无与伦比的技术成就，之前只在《星际迷航》中存在。

8 Corkin, S. (2013), *Permanent Present Tense: The man with no memory, and what he taught the world* (Penguin UK).

9 O'Keefe, J. and Burgess, N. (1999), "Theta activity, virtual navigation and the human hippocampus", *Trends in cognitive sciences*, 3(11), 403–6, http://memory.psych.upenn.edu/files/pubs/KahaEtal99b.pdf.

10 Aghajan, Z. M. et al. (2017), "Theta oscillations in the human medial temporal lobe during real-world ambulatory movement", *Current Biology*,

27(24), 3743–51, https://www.sciencedirect.com/science/article/pii/S0960982217313994.
11. O'Keefe, J. and Dostrovsky, J. (1971), "The hippocampus as a spatial map. Preliminary evidence from unit activity in the freely-moving rat", *Brain Research*, 34(1): 171–5, http://europepmc.org/abstract/MED/5124915; O'Keefe, J. and Nadel, L. (1978), *The Hippocampus as a Cognitive Map* (Clarendon Press), http://www.cognitivemap.net/HCMpdf/HCMComplete.pdf.
12. Ekstrom et al. (2003), "Cellular networks underlying human spatial navigation", *Nature*, 425(6954), 184, https://www.researchgate.net/profile/Arne_Ekstrom/publication/10573102_Cellular_Networks_underlying_human_spatial_navigation/links/5405cdd20cf2c48563b1b5d4.pdf.
13. Maguire et al. (1997), "Recalling routes around London: activation of the right hippocampus in taxi drivers", *Journal of Neuroscience*, 17(18), 7103–10, http://www.jneurosci.org/content/jneuro/17/18/7103.full.pdf; Maguire et al. (1998), "Knowing where things are: Parahippocampal involvement in encoding object locations in virtual large-scale space", *Journal of Cognitive Neuroscience*, 10(1), 61–76, https://www.mitpressjournals.org/doi/abs/10.1162/089892998563789.
14. Ranck Jr, J. B. (1973), "Studies on single neurons in dorsal hippocampal formation and septum in unrestrained rats: Part I. Behavioral correlates and firing repertoires", *Experimental Neurology*, 41(2), 461–31, https://deepblue.lib.umich.edu/bitstream/handle/2027.42/33782/0000036.pdf?sequence=1&isAllowed=y.
15. Taube et al. (1990), "Head-direction cells recorded from the postsubiculum in freely moving rats. I. Description and quantitative analysis", *Journal of Neuroscience*, 10(2), 420–35, http://www.jneurosci.org/content/jneuro/10/2/420.full.pdf.
16. https://www.nobelprize.org/prizes/medicine/2014/press-release/.
17. Grieves, R. M. and Jeffery, K. J. (2017), "The representation of space in the brain", *Behavioural Processes*, 135, 113–31, http://discovery.ucl.ac.uk/1535831/1/Jeffery_Accepted%20version%20for%20OA%20repository.pdf.
18. O'Mara, S. M. (2013), "The anterior thalamus provides a subcortical circuit sup-porting memory and spatial navigation", *Frontiers in Systems*

*Neuroscience*, 7, 45, https://www.frontiersin.org/articles/10.3389/fnsys.2013.00045/full; Jankowski et al. (2015), "Evidence for spatially-responsive neurons in the rostral thalamus", *Frontiers in Behavioral Neuroscience*, 9, 256, https://www.frontiersin.org/ articles/10.3389/fnbeh.2015.00256/full; Jankowski, M. M. and O'Mara, S. M. (2015), "Dynamics of place, boundary and object encoding in rat anterior claustrum", *Frontiers in Behavioral Neuroscience*, 9, 250, https://www.frontiersin.org/articles/10.3389/ fnbeh.2015.00250/full; Tsanov, M. and O'Mara, S. M. (2015), "Decoding signal pro-cessing in thalamo-hippocampal circuitry: implications for theories of memory and spatial processing", *Brain Research*, 1621, 368–79, http://www.tara.tcd.ie/bitstream/ handle/2262/73409/1-s2.0-S0006899314016722-main.pdf?sequence=1.

19 O'Mara, S. M. (2013), "The anterior thalamus provides a subcortical circuit supporting memory and spatial navigation", *Frontiers in systems neuroscience*, 7, 45, https://www.frontiersin.org/articles/10.3389/fnsys.2013.00045/full; Jankowski et al. (2015), "Evidence for spatially-responsive neurons in the rostral thalamus", *Frontiers in behavioral neuroscience*, 9, 256, https:// www. frontiersin.org/articles/10.3389/fnbeh.2015.00256/full; Jankowski et al. (2015), "Dynamics of place, boundary and object encoding in rat anterior claustrum", *Frontiers in behavioral neuroscience*, 9, 250, https:// www.frontiersin. org/articles/10.3389/fnbeh.2015.00250/full; Tsanov, M. and O'Mara, S. (2015), "Decoding signal processing in thalamo-hippocampal circuitry: implications for theories of memory and spatial processing", *Brain Research*, 1621, 368–79, http://www.tara.tcd.ie/ bitstream/ handle/2262/73409/1-s2.0-S0006899314016722-main.pdf?sequence=1.

## 第五章 城市行走

1 这是众多描写城市漫步的文章中的一篇佳作：https://www. theguardian.com/cities/2018/oct/05/desire-paths-the-illicit-trails-that-defy-the-urban-planners?CMP=share_btn_tw，参见 https://www.theguardian.com/ cities/series/walking-the-city for the full collection of articles。关于愿望路径，参见 https://www.witpress.com/Secure/elibrary/papers/SC12/SC12003FU1.pdf。关于麦克法兰，参见 https://twitter.com/RobGMacfarlane/status/977787 226133278725。

2  https://www.parliament.uk/about/living-heritage/building/palace/architecture/palacestructure/churchill/.
3  https://catalog.data.gov/dataset/walkability-index; http://health-design.spph.ubc.ca/tools/walkability-index/.
4  Welch, T., "Eco of Bologna–Fellini's Rimini–and Ferrara", https://www.eurotrib.com/story/2008/3/30/16150/7191; see also Saitta, D., "Umberto Eco, Planning Education, and Urban Space", https://www.planetizen.com/node/84742/ umberto-eco-planning-education-and-urban-space.
5  Althoff et al. (2017), "Large-scale physical activity data reveal worldwide activity inequality", *Nature*, 547(7663), 336, https://www.ncbi.nlm.nih.gov/pmc/ articles/PMC5774986/; see also http://activityinequality.stanford.edu/.
6  Speck, J. (2013), *Walkable City: How downtown can save America, one step at a time* (Macmillan).
7  Fuller, R. A. and Gaston, K. J. (2009), "The scaling of green space coverage in European cities", *Biology Letters*, 5(3), 352–5, http://rsbl.royalsocietypublishing.org/content/5/3/352.short.
8  https://academic.oup.com/ije/article/34/6/1435/707557.
9  Asher et al. (2012), "Most older pedestrians are unable to cross the road in time: a cross-sectional study", *Age and Ageing*, 41(5), 690–4, https://www.researchgate.net/publication/225307198_Most_older_pedestrians_are_unable_to_cross_the_road_in_time_A_cross-sectional_study.
10  Sander et al. (2014), "The challenges of human population ageing", *Age and Ageing*, 44(2), 185–7, https://academic.oup.com/ageing/article/44/2/185/93994.
11  John Gay (1716), *Trivia, or The Art of Walking the Streets of London*, https://www.poemhunter.com/i/ebooks/pdf/john_gay_2012_7.pdf.
12  https://www.independent.co.uk/property/house-and-home/rise-and-fall-of-the-boot-scraper-2341628.html.
13  https://activelivingresearch.org/sites/default/files/BusinessPerformanceWalkableShoppingAreas_Nov2013.pdf; http://uk.businessinsider.com/millennials-forcing-end-suburban-office-parks-2017-2?r=US&IR=T; https://www.gensler.com/design-forecast-2015-the-future-of-workplace; https://www.nreionline.com/office/ do-office-tenants-prefer-city-or-suburbs-answer-complicated; http://www.place-makers.com/2017/11/16/places-that-pay-benefits-of-placemaking-v2/; https:// www.vox.com/the-

goods/2018/10/26/18025000/walkable-city-walk-score-economy.
14 Litman, T (2014), "The Mobility-Productivity Paradox Exploring the Negative Relationships Between Mobility and Economic Productivity", http://www.vtpi. org/ITED_paradox.pdf.
15 Bornstein, M. H. and Bornstein, H. G. (1976), "The pace of life", *Nature*, 259(5544), 557, https://www.nature.com/articles/259557a0.
16 Walmsley, D. J. and Lewis, G. J. (1989), "The pace of pedestrian flows in cities", *Environment and Behavior*, 21(2), 123–50, https://www.researchgate.net/publication/240689640_The_Pace_of_Pedestrian_Flows_in_Cities
17 Wirtz, P. and Ries, G. (1992), "The pace of life-reanalysed: Why does walking speed of pedestrians correlate with city size?", *Behaviour*, 123(1), 77–83, https:// www.jstor.org/stable/4535062?seq=1#metadata_info_tab_contents.
18 Levine, R. V. and Norenzayan, A. (1999), "The pace of life in 31 countries", *Journal of cross-cultural psychology*, 30(2), 178–205, http://journals. sagepub.com/doi/pdf/10.1177/0022022199030002003.
19 Shadmehr et al. (2016), "A representation of effort in decision-making and motor control", *Current Biology*, 26(14), 1929–34, http://reprints.shadmehrlab.org/Shadmehr_CurrBiol_2016.pdf.
20 James, L. (2015), "Managing Walking Rage: Self-Assessment and Self-Change Techniques", *Journal of Psychological Clinical Psychiatry*, 2(1), 00057.
21 https://www.researchgate.net/profile/Leon_James/publication/270823144_Managing_Walking_Rage_Self-Assessment_and_Self-Change_Techniques/links/ 56baa95408ae6a0040ae01b9/Managing-Walking-Rage-Self-Assessment-and-Self-Change-Techniques.pdf.
22 Pelphrey et al. (2004), "When strangers pass: processing of mutual and averted social gaze in the superior temporal sulcus", *Psychological Science*, 15(9), 598–603, http://journals.sagepub.com/doi/pdf/10.1111/j.0956-7976.2004.00726.x.
23 Amaral et al. (1983), "Evidence for a direct projection from the superior temporal gyrus to the entorhinal cortex in the monkey", *Brain research*, 275(2), 263–77.
24 Alexander et al (2016), "Social and novel contexts modify hippocampal CA2 representations of space", *Nature Communications*, 7, 10300.
25 Milgram et al. (1969), "Note on the drawing power of crowds of different size", *Journal of Personality and Social Psychology*, 13(2), 79, https://

www.research-gate.net/profile/Leonard_Bickman/publication/232493453_Note_on_the_Drawing_ Power_of_Crowds_of_Different_Size/links/0deec52cf116b0afd3000000/Note-on-the-Drawing-Power-of-Crowds-of-Different-Size.pdf.

26 Gallup et al. (2012), "Visual attention and the acquisition of information in human crowds", *Proceedings of the National Academy of Sciences*, 109(19), 7245–50, http://www.pnas.org/content/pnas/109/19/7245.full.pdf.

## 第六章　放松身体和大脑

1 Klepeis et al. (2001), "The National Human Activity Pattern Survey (NHAPS): a resource for assessing exposure to environmental pollutants", *Journal of Exposure Science and Environmental Epidemiology*, 11(3), 231, https://indoor.lbl. gov/sites/all/files/lbnl-47713.pdf.

2 *2018 Physical Activity Guidelines Advisory Committee Scientific Report*, https:// health.gov/paguidelines/second-edition/report/; Biswas et al. (2015), "Sedentary time and its association with risk for disease incidence, mortality, and hospitali-zation in adults: a systematic review and meta-analysis", *Annals of Internal Medicine*, 162(2), 123–32, doi:10.7326/M14-165.

3 Stephan et al. (2018), "Physical activity and personality development over twenty years: Evidence from three longitudinal samples", *Journal of Research in Personality*, 73, 173–9, https://www.ncbi.nlm.nih.gov/pmc/articles/PMC5892442/. 这些其实是流行病学研究，也就是说没有实验操作，但研究人员试图控制此类研究带来的问题。尽管如此，其他研究往往得出相同结论——久坐少动的状态会导致人格的五个要素产生负向转变（其他研究，参见 https://scholar.google.com/scholar?cites=5366658728132198651&as_ sdt=2005&sciodt=0,5&hl=en ）。

4 Goldberg, L. R. (1990), "'An alternative' description of personality: the big-five factor structure", *Journal of personality and social psychology*, 59(6), 1216, https://cmapspublic2.ihmc.us/rid=1LQBQ96VY-19DH2XW-GW/Goldberg.Big-Five-FactorsStructure.JPSP.1990.pdf.

5 Rodrigues, A. D. (2015), "Beyond contemplation, the real functions held at the cloisters", *Cloister gardens, courtyards and monastic enclosures*, 13, https://www.researchgate.net/profile/Magdalena_Merlos/publication/283638013_

Variations_around_one_constant_The_cloister_typology_in_the_cultural_landscape_ of_Aranjuez/links/564cf3b508aeafc2aaafaa9e.pdf#page=13.

6　Giovanni Boccaccio, *The Decameron. Translated by Guido Waldman with introduction and notes by Jonathan Usher* (Oxford University Press), xxix, 698.

7　Nisbet, E. K. and Zelenski, J. M. (2011), "Underestimating nearby nature: Affective forecasting errors obscure the happy path to sustainability", *Psychological Science*, 22(9), 1101–6, http://journals.sagepub.com/doi/pdf/10.1177/0956797611418527.

8　Wilson and Gilbert (2003), "Affective Forecasting", *Advances in Experimental Social Psychology*, 35, 345–411.

9　关于这一段，看看绝佳的摄影作品：https://www.newyorker.com/ culture/photo-booth/japanese-photographer-captures-the-mysterious-power-of-forest-bathing; and this for a tourist's guide to forest bathing: https:// savvytokyo.com/shinrin-yoku-the-japanese-art-of-forest-bathing/。现在还没有搞清楚森林浴的确切好处，因为还没有进行适当的剂量反应对照研究，如 Oh et al. (2017), "Health and well-being benefits of spending time in forests: systematic review", *Environmental health and preventive medicine*, 22(1), 71, doi:10.1186/s12199-017-0677-9，以及特别重要的，Shanahan et al. (2015), "The health benefits of urban nature: how much do we need?", *BioScience*, 65(5), 476–85, https://academic.oup.com/bioscience/article/65/5/476/324489。

10　Lovelock, J., (1995), *The Ages of Gaia: A Biography of Our Living Earth* (W. W. Norton & Company).

11　Thompson et al. (2012), "More green space is linked to less stress in deprived communities: Evidence from salivary cortisol patterns", *Landscape and urban planning*, 105(3), 221–9, https://www.sciencedirect.com/science/article/pii/S0169204611003665. 需要注意的是，这项研究仅展示了相关性而不是因果关系，而且是小型的探索性研究。研究样本很小，研究时间是一月，那时苏格兰的日照时间较短，花都没开。研究人员没有控制财富水平或社会经济地位等因素，也没有与其他城市进行比较。

12　Thompson, C. W. et al. (2012), "More green space is linked to less stress in deprived communities: Evidence from salivary cortisol patterns", *Landscape and urban planning*, 105(3), 221–9, https://www.mdpi.com/1660–4601/13/4/440/ htm.

13　当然，其他一些症状可能会持续，但是为了理解其中的关系，我们需要开展大型研究，规模和类型类似制药公司准备药品上市之前的研究。

14 Kaplan, S. (1995), "The restorative benefits of nature: Toward an integrative framework", *Journal of Environmental Psychology*, 15(3), 169–82, http://willsull.net/resources/KaplanS1995.pdf; Kaplan, R. and Kaplan, S. (1989), Th*e Experience of Nature: A psychological perspective* (Cambridge University Press).

15 White et al. (2013), "Feelings of restoration from recent nature visits", *Journal of Environmental Psychology*, 35, 40–51, https://www.researchgate.net/publication/273422708_Feelings_of_restoration_from_recent_nature_visits.

16 https://www.nimh.nih.gov/health/topics/depression/index.shtml.

17 Kessler, R. C. and Bromet, E. J. (2013), "The epidemiology of depression across cultures", *Annual review of public health*, 34, 119–38, https://www.ncbi.nlm.nih. gov/pmc/articles/PMC4100461/.

18 Cooney et al., "Exercise for depression", *Cochrane Database of Systematic Reviews* 2013, Issue 9, Art. No. CD004366, doi:10.1002/14651858.CD004366.pub6.

19 Harvey et al. (2017), "Exercise and the prevention of depression: results of the HUNT Cohort Study", *American Journal of Psychiatry*, 175(1), 28–36, https://ajp.psychiatryonline.org/doi/pdf/10.1176/appi.ajp.2017.16111223?casa_token= 4zbPWwv9LLQAAAAA:v97geAouVEtev5geGCnHWNuBg41Ju-RTsNfdcr3VjT HFZC6nIylfj37wMZZnNxmTDPP9Z_7m7HE3.

20 Simon, G. (2017), "Should psychiatrists write the exercise prescription for depression?", *American Journal of Psychiatry*, 175(1), 2–3, https://ajp.psychiatry-online.org/doi/10.1176/appi.ajp.2017.17090990.

21 因此要谨慎对待手中的文献资料，因为很多都是观察性和相关性研究。当然，另一种是更直接的实验：使用实验性抑郁症动物模型，然后相对于导致它们出现各种类抑郁症状的措施，调整运动量和进行运动的时间。这样，研究文献的结论就更明确。而动物实验的文献表明，大量步行（或有氧运动）既可预防类抑郁行为发生，又是缓解抑郁程度的治疗方式，效果不亚于市面上最好的抗抑郁药物。

22 关注高强度锻炼之后的快感和回报的研究相对较少，这里有一个例子：Frazão et al. (2016), "Feeling of pleasure to high-intensity interval exercise is dependent on the number of work bouts and physical activity status", *PLoS One*, 11(3), e0152752, https://journals.plos. org/plosone/article?id=10.1371/journal.pone.0152752。也参见 Ekkekakis, P. (2003), "Pleasure and displeasure from the body: Perspectives from exercise", *Cognition and Emotion*, 17(2),

213–39, https://www.researchgate.net/publication/247496658_Pleasure_and_displeasure_from_the_body_Perspectives_from_exercise，该研究表明，在运动过程中快乐的来源（以及与病理性心境恶劣相反的体验）从认知来源转移到内感来源。

23 https://www.nobelprize.org/prizes/literature/1950/russell/lecture/.
24 此类研究文献非常丰富，所以这里仅介绍和谈论其中最有趣和最关键的样本结果。如需了解更多信息，请访问 https://scholar.google.com/scholar?hl=en&as_sdt=0%2C5&q=learning+memory+ aerobic+exercise&oq=learning+memory+aerobic+exer#d=gs_hdr_drw&p=&u=。
25 Hebb, D. O. (1949), *The Organization of Behaviour* (John Wiley), http://s-f-walker.org.uk/pubsebooks/pdfs/The_Organization_of_Behavior-Donald_O._Hebb.pdf.
26 Thoenen, H. (1995), "Neurotrophins and neuronal plasticity", *Science*, 270(5236), 593–8, http://science.sciencemag.org/content/270/5236/593; Leal et al. (2014), "BDNF-induced local protein synthesis and synaptic plasticity", *Neuropharmacology*, 76, 639–56, https://estudogeral.sib.uc.pt/bitstream/10316/25252/1/1-s2.0-S0028390813001421-main.pdf; de Melo Coelho et al. (2013), "Physical exercise modulates peripheral levels of brain-derived neurotrophic factor (BDNF): a systematic review of experimental studies in the elderly", *Archives of gerontology and geriatrics*, 56(1), 10–15, https://www.researchgate.net/publication/228101079_Physical_exercise_modulates_peripheral_levels_of_Brain-Derived_Neurotrophic_Factor_BDNF_a_systematic_review_of_experimental_studies_in_the_elderly.
27 这个经常被重复的结果最初由卡尔·科特曼研究团队得到（https://www.faculty.uci.edu/profile.cfm?faculty_id=2273）参见 Neeper et al. (1995), "Exercise and brain neurotrophins", Nature, 373, 109；Oliff et al. (1998), "Exercise-induced regulation of brain-derived neurotrophic factor (BDNF) transcripts in the rat hippocampus", *Molecular Brain Research*, 61(1–2), 147–53；Adlard et al. (2005), "The exercise-induced expression of BDNF within the hippocampus varies across life-span", *Neurobiology of Aging*, 26(4), 511–20；Cotman et al. (2007), "Exercise builds brain health: key roles of growth factor cascades and inflammation", *Trends in Neurosciences*, 30(9), 464–72。我的研究团队也重复了这一结果，而且还发现锻炼引发的 BDNF 上升期有效消除小分子的作用，这些小分子与大脑内的促炎反应有关，参见 Shaw

et al. (2003), "Deficits in spatial learning and synaptic plasticity induced by the rapid and competitive broad-spectrum cyclooxygenase inhibitor ibuprofen are reversed by increasing endogenous brain-derived neurotrophic factor", *European Journal of Neuroscience*, 17(11), 2438–46; Callaghan et al. (2017), "Exercise prevents IFN-α-induced mood and cognitive dysfunction and increases BDNF expression in the rat", *Physiology & Behavior*, 179, 377–83。

28 Aggleton et al. (2010), "Hippocampal–anterior thalamic pathways for memory: uncovering a network of direct and indirect actions", *European Journal of Neuroscience*, 31(12), 2292–307.

29 这篇文章对跑步与行走的风险对比做了很好的总结：https://www.vox.com/2015/8/4/9091093/walking-versus-running；也参见 https://academic.oup.com/ije/article/39/2/580/679411。

30 Suter et al (1994), "Jogging or walking–comparison of health effects", *Annals of Epidemiology*, 4(5), 375–81, https://www.sciencedirect.com/science/article/pii/1047279794900728.

31 Davitt et al. (2018), "Moderate-vigorous Intensity Run Vs. Walk On Hemodynamics, Metabolism And Perception Of Effort: 1942 Board# 203 May 31 3", *Medicine & Science in Sports & Exercise*, 50(5S), 468–9, https://insights.ovid.com/medicine-science-sports-exercise/mespex/2018/05/001/moderate-vigorous-intensity-run-vs-walk/1539/00005768.

32 Rich et al. (2017), "Skeletal myofiber vascular endothelial growth factor is required for the exercise training-induced increase in dentate gyrus neuronal precursor cells", *Journal of Physiology*, 595(17), 5931–43, https://physoc.onlinelibrary.wiley.com/doi/pdf/10.1113/JP273994.

33 Demangel et al. (2017), "Early structural and functional signature of 3-day human skeletal muscle disuse using the dry immersion model", *Journal of Physiology*, 595(13), 4301–15, https://physoc.onlinelibrary.wiley.com/doi/pdf/10.1113/JP273895. 研究人员召集12名男性参与实验（平均年龄32岁），测量他们的肌肉力量、功能，并对大腿肌肉进行磁共振成像。

## 第七章　创造性行走

1 Friedrich Nietzsche, *Twilight of the Idols*, http://www.inp.uw.edu.pl/mdsie/Political_Thought/twilight-of-the-idols-friedrich-neitzsche.pdf. 其他人（例如：

https://www.goodreads.com/quotes/42472-all-truly-great-thoughts-are-conceived-while-walking）是这样翻译这句话："所有真正伟大的想法都是在行走中形成的。"

2 Henry David Thoreau, *The Portable Thoreau*, http://www.penguin.com/ajax/books/excerpt/9780143106500; 也参见 http://blogthoreau.blogspot.com/2014/08/a-thousand-rills-thoreaus-journal-19.html。

3 Corn, A. (1999), "The Wordsworth Retrospective", *Hudson Review*, 52(3), 359–78, https://www.jstor.org/stable/3853432?seq=3#metadata_info_tab_contents.

4 https://www.psychologytoday.com/us/blog/the-interrogated-brain/201812/the-importance-daily-rituals-creativity; Currey, M. (ed.) (2013), *Daily Rituals: How Artists Work* (Knopf).

5 Russell, B. (1967–9), *The Autobiography of Bertrand Russell*, 3 vols. (Allen & Unwin).

6 Orlet, C., (2004), "The Gymnasiums of the Mind", *Philosophy Now*, https://philosophynow.org/issues/44/The_Gymnasiums_of_the_Mind.

7 Raichle et al. (2001), "A default mode of brain function", *Proceedings of the National Academy of Sciences*, 98(2), 676–82; https://www.pnas.org/content/pnas/98/2/676.full.pdf.

8 Christoff et al. (2009), "Experience sampling during fMRI reveals default network and executive system contributions to mind wandering", *Proceedings of the National Academy of Sciences*, 106(21), 8719–24, https://www.pnas.org/content/pnas/106/21/8719.full.pdf.

9 Baird et al. (2012), "Inspired by distraction: mind wandering facilitates creative incubation", *Psychological Science*, 23(10), 1117–22, https://journals.sagepub.com/ doi/pdf/10.1177/0956797612446024.

10 Gusnard et al. (2001), "Medial prefrontal cortex and self-referential mental activ-ity: relation to a default mode of brain function", *Proceedings of the National Academy of Sciences*, 98(7), 4259–64, https://www.pnas.org/content/pnas/106/6/1942.full.pdf; Farb, et al. (2007), "Attending to the present: mindfulness meditation reveals distinct neural modes of self-reference", *Social cognitive and affective neuroscience*, 2(4), 313–22, https://academic.oup.com/scan/article/2/4/313/1676557.

11 Beaty et al. (2018), "Robust prediction of individual creative ability from brain

functional connectivity", *Proceedings of the National Academy of Sciences*, https:// www.pnas.org/content/pnas/early/2018/01/09/1713532115.full.pdf.

12  Kahneman, D. (2011), *Thinking, Fast and Slow* (Farrar, Straus & Giroux).

13  Ibid., 40.

14  Peter Lynch, "The many modern uses of quaternions: A surprising application is to electric toothbrushes but they have many vital functions", https://www. irishtimes. com/news/science/the-many-modern-uses-of-quaternions-1.3642385#. W7YHhykoyeY.twitter.

15  https://math.berkeley.edu/~robin/Hamilton/fourth.html.

16  Runco, M. A. and Jaeger, G. J. (2012), "The standard definition of creativity", *Creativity Research Journal*, 21, 92–6.

17  Olufsen et al. (2005), "Blood pressure and blood flow variation during postural change from sitting to standing: model development and validation", *Journal of Applied Physiology*, 99(4), 1523–37; Ouchi et al. (1999), "Brain activation during maintenance of standing postures in humans", *Brain*, 122(2), 329–38.

18  Oppezzo, M. and Schwartz, D. L. (2014), "Give your ideas some legs: The positive effect of walking on creative thinking", *Journal of experimental psychology: learning, memory, and cognition*, 40(4), 1142–52, https://lagunita. stanford. edu/c4x/Medicine/ANES204/asset/Give_Your_Ideas_Some_Legs_2.pdf.

19  Steinberg et al. (1997), "Exercise enhances creativity independently of mood", *British Journal of Sports Medicine*, 31(3), 240–5, https://bjsm.bmj.com/content/bjsports/31/3/240.full.pdf.

20  Ning Hao et al. (2017), "Enhancing creativity: Proper body posture meets proper emotion", *Acta Psychologica*, 173, 32–40.

21  https://www.psychologytoday.com/us/blog/our-innovating-minds/201808/does-open-office-plan-make-creative-environment; https://www.economist. com/business/2018/07/28/open-offices-can-lead-to-closed-minds.

22  Kiefer et al. (2009), "Walking changes the dynamics of cognitive estimates of time intervals", *Journal of Experimental Psychology: Human Perception and Performance*, 35(5), 1532, https://www.researchgate.net/profile/Adam_Kiefer/publication/26869873_Walking_Changes_the_Dynamics_of_Cognitive_Estimates_of_Time_Intervals/links/0046351d424175e8fc000000/Walking-Changes-the-Dynamics-of-Cognitive-Estimates-of-Time-Intervals.pdf.

23  参见 Csikszentmihalyi, M. (2014), "Toward a psychology of optimal experi-

ence", *Flow and the Foundations of Positive Psychology* (Springer), 209–26；Csikszentmihalyi, M. (2008), *Flow: The Psychology of Optimal Experience* (Harper Perennial Modern Classics); Csikszentmihalyi and LeFevre (1989), "Optimal experience in work and leisure", *Journal of Personality and Social Psychology*, 56(5), 815, http://citeseerx.ist.psu.edu/viewdoc/download?doi=10.1.1.845.9235&rep=re p1&type=pdf。

24　Keinänen, M. (2016), "Taking your mind for a walk: a qualitative investigation of walking and thinking among nine Norwegian academics", *Higher Education*, 71(4), 593–605, https://link.springer.com/article/10.1007/s10734-015-9926-2.

25　Steinbeck, J., Sweet Thursday, https://www.penguinrandomhouse.com/books/354543/sweet-thursday-by-john-steinbeck/9780143039471/.

26　参见 https://web.chemdoodle.com/kekules-dream/ 的简介，http://acshist.scs.illinois.edu/bulletin_open_access/v31-1/v31-1%20 p28-30.pdf 有更详细的介绍。

27　Wagner et al. (2004), "Sleep inspires insight", *Nature*, 427(6972), 352, http://www.cogsci.ucsd.edu/~chiba/SleepInsightWagnerNature04.pdf. 埃德·杨（Ed Young）对目前对睡眠与创意的一些观点做了很好的总结：https://www.theatlantic.com/science/archive/2018/05/sleep-creativity-theory/560399/。重点在于，高质量睡眠要贯穿所有睡眠周期才是关键。

## 第八章　社会行走

1　Wong, K. (2011), "Fossil footprints of early modern humans found in Tanzania", S*cientific American Blog*, https://blogs.scientificamerican.com/ observations/fossil-footprints-of-early-modern-humans-found-in-tanzania/; Greshko, M. (2016), "Treasure Trove of Ancient Human Footprints Found Near Volcano Hundreds of crisscrossing tracks offer a glimpse of life in Africa around 19,000 years ago", https://news.nationalgeographic.com/2016/10/ancient-human-footprints-africa-volcano-science/; Greshko, M. (2018) "Treasure Trove of Fossil Human Footprints Is Vanishing", https://www.nationalgeographic.com/science/2018/08/news-engare-sero-ol-doinyo-lengai-tanzania-behavior/.

2　Twain, M., "A Tramp Abroad", https://www.gutenberg.org/files/119/119-h/119-h.htm, chapter XXIII.

3　https://tilda.tcd.ie/publications/reports/pdf/Report_PhysicalActivity.pdf.

4　Clearfield, M. W. (2011), "Learning to walk changes infants' social interactions", *Infant Behavior and Development*, 34(1), 15–25, https://www.whitman.edu/ Documents/Academics/Psychology/Clearfield%202010.pdf.

5　Muscatell et al. (2012), "Social status modulates neural activity in the mentalizing network", *NeuroImage*, 60(3), 1771–77.

6　Bonini, L. (2017), "The extended mirror neuron network: Anatomy, origin, and functions", *The Neuroscientist*, 23(1), 56–67.

7　Dunbar, R. (2010), *How many friends does one person need? Dunbar's number and other evolutionary quirks* (Faber & Faber).

8　Dunbar, R. (1998), *Grooming, Gossip, and the Evolution of Language* (Harvard University Press).

9　Yun et al. (2012), "Interpersonal body and neural synchronization as a marker of implicit social interaction", *Scientific reports*, 2, 959, https://www.nature.com/ articles/srep00959. 他们招募了20位健康的右撇子男性参与者，给他们戴上脑电图电极。研究过程中，参与者坐在领头人的对面，中间隔着一张桌子，然后按照要求使用左手或右手（从对负责同步的大脑机制的分析消除惯用手的影响）。

10　Ikeda et al. (2017), "Steady beat sound facilitates both coordinated group walking and inter-subject neural synchrony", *Frontiers in Human Neuroscience*, 11, 147, https://www.ncbi.nlm.nih.gov/pmc/articles/PMC5366316/. 这些研究的数据很难解读，因为把获得的信号定位到特定大脑区域很棘手。此外，数据是在人行走时搜集的，所以他们站起来四处走动，同步获取数据。

11　观察到的作用仅限于额极区域的血液流动，因为同时进行的皮肤血流测量与行为流或更普遍的步态完全无关。这种控制可以排除原因中的非特异性唤起作用。

12　Van Schaik et al. (2017), "Measuring mimicry: general corticospinal facilitation during observation of naturalistic behaviour", *European Journal of Neuroscience*, 46(2), 1828–36, https://www.researchgate.net/profile/Johanna_ Van_Schaik/publication/317606742_Measuring_Mimicry_General_Corticospinal_ Facilitation_During_Observation_of_Naturalistic_Behaviour/links/595622d7 aca272fbb37d150d/Measuring-Mimicry-General-Corticospinal-Facilitation-During-Observation-of-Naturalistic-Behaviour.pdf. 范·沙克和同事召集18位女性参与研究，测量她们右手的经颅磁刺激-运动诱发的电位（TMS-motor-evoked Potential）。

13 Sweeny et al. (2013), "Sensitive perception of a person's direction of walking by 4-year-old children", *Developmental Psychology*, 49(11), 2120, https://www.ncbi.nlm.nih.gov/pmc/articles/PMC4305363/.
14 Gabriel et al. (2017), "The psychological importance of collective assembly: Development and validation of the Tendency for Effervescent Assembly Measure (TEAM)", *Psychological Assessment*, 29(11), 1349–62, doi:10.1037/pas0000434, https://www.researchgate.net/publication/314271695_The_Psychological_Importance_of_Collective_Assembly_Development_and_Validation_of_the_Tendency_for_Effervescent_Assembly_Measure_TEAM.
15 https://malachiodoherty.com/2008/08/08/lord-bew-on-burntollet/.
16 在尝试政策改革的时候，我们必须关注论证和决策的过程。我们在生活过程中的论证，倾向于让论点和数据符合我们的已有观点。这有个正式的名称——证真偏差，指人类论证时普遍爱走捷径。

## 致　谢

1 科学家们尝试了各种修复手段，如靶向脊髓电刺激：Wagner et al (2018), "Targeted neurotechnology restores walking in humans with spinal cord injury", *Nature*, 563(7729), 65, https://www.nature.com/articles/s41586-018-0649-2；干细胞移植：Raisman, G. (2001), "Olfactory ensheathing cells- another miracle cure for spinal cord injury?", *Nature Reviews Neuroscience*, 2(5), 369；Tabakow (2014), "Functional regeneration of supraspinal connections in a patient with transected spinal cord following transplantation of bulbar olfactory ensheathing cells with peripheral nerve bridging", *Cell Transplantation*, 23(12), 1631–55；脑机交互：Donati et al. (2016), "Long-term training with a brain-machine interface-based gait protocol induces partial neurological recovery in paraplegic patients", *Scientific Reports*, 6, 30383, https://www.nature.com/articles/srep30383。

## 图书在版编目（CIP）数据

我们为什么要行走 /（爱尔兰）沙恩·奥马拉著；陈晓宇译. -- 北京：中国友谊出版公司, 2021.9（2024.3 重印）

书名原文：In Praise of Walking: The New Science of How We Walk and Why it's Good for us

ISBN 978-7-5057-5253-5

Ⅰ.①我… Ⅱ.①沙…②陈… Ⅲ.①医学—行为科学 Ⅳ.①R-055

中国版本图书馆 CIP 数据核字（2021）第 121241 号

著作权合同登记号 图字：01-2021-1441

In Praise of Walking: The new science of how we walk and why it's good for us
by Shane O'Mara
Copyright © 2019, Shane O'Mara
This edition arranged with A. M. Heath & Co. Ltd.
through Andrew Nurnberg Associates International Limited

本书中文简体版权归属于银杏树下（北京）图书有限责任公司

| | |
|---|---|
| 书名 | 我们为什么要行走 |
| 作者 | ［爱尔兰］沙恩·奥马拉 |
| 译者 | 陈晓宇 |
| 出版 | 中国友谊出版公司 |
| 发行 | 中国友谊出版公司 |
| 经销 | 新华书店 |
| 印刷 | 嘉业印刷（天津）有限公司 |
| 规格 | 889 毫米 × 1194 毫米　32 开<br>5.75 印张　119 千字 |
| 版次 | 2021 年 9 月第 1 版 |
| 印次 | 2024 年 3 月第 3 次印刷 |
| 书号 | ISBN 978-7-5057-5253-5 |
| 定价 | 38.00 元 |
| 地址 | 北京市朝阳区西坝河南里 17 号楼 |
| 邮编 | 100028 |
| 电话 | （010）64678009 |